Fach-
ratgeber
Klett-Cotta

HILFE
AUS
EIGENER
KRAFT

CHRISTOF T. ESCHENRÖDER

Wenn es drauf ankommt

Prüfungs- und Redeangst erfolgreich überwinden

Klett-Cotta

MIX
Papier aus verantwortungsvollen Quellen
FSC® C083411

Klett-Cotta
www.klett-cotta.de

Printed in Germany
Cover: Wallbaum / Weiß Freiburg
unter Verwendung einer Abbildung von © shutterstock.com / lightpoet
Abbildungen im Buch: Abb. S. 18 und 19: Roland Bühs; alle anderen: Fabian Bojé
Gedruckt und gebunden von CPI – Clausen & Bosse, Leck
ISBN 978-3-608-86134-1
E-Book: ISBN 978-3-608-11675-5
PDF-E-Book: ISBN 978-3-608-20520-6

Bibliografische Information der Deutschen Nationalbibliothek
Die Deutsche Nationalbibliothek verzeichnet diese Publikation
in der Deutschen Nationalbibliografie; detaillierte bibliografische
Daten sind im Internet über http://dnb.d-nb.de abrufbar

Inhalt

1 Einleitung

In meiner therapeutischen Arbeit habe ich immer wieder mit Personen zu tun, die starke Angst vor Prüfungen, Bewerbungsgesprächen, Referaten, Präsentationen, musikalischen Auftritten oder schwierigen Gesprächen mit Lehrern, Vorgesetzten und anderen Autoritätspersonen haben. Es handelt sich dabei um Situationen, in denen eine Person im Mittelpunkt steht und/oder in der ihre Leistungen beurteilt und bewertet werden. Vielen Betroffenen fällt es relativ leicht, in einer entspannten und vertrauten Situation, z. B. im Gespräch mit einem Freund oder einer Freundin, den Prüfungsstoff oder ein Referat vorzutragen. Aber was ist, wenn es drauf ankommt? Dann tauchen häufig belastende Gedanken und Zweifel an den eigenen Fähigkeiten auf: »Werde ich bei der Prüfung nicht furchtbar aufgeregt sein?« »Ist nicht der Kopf auf einmal leer, wenn mir bei dem Referat eine unerwartete Frage gestellt wird?« »Sicherlich kann ich in der Nacht vor dem entscheidenden Termin nicht schlafen und bin am nächsten Tag völlig übermüdet und unkonzentriert!«

Manche Menschen spüren schon bei der Vorbereitung auf eine solche kritische Situation eine starke Erwartungsangst, vielleicht auch nur ein diffuses Unbehagen oder Müdigkeit und Unlust, sich mit dem unangenehmen Thema zu beschäftigen. Da fällt ihnen ein, dass ein Zimmer noch aufgeräumt werden muss oder in der Küche dringend abgewaschen werden sollte. Vielleicht ist auch gerade schönes Wetter und sie möchten vor der Arbeit noch einen kleinen Spaziergang machen …

Kommen Ihnen diese Gedanken und Erlebnisse bekannt vor? Haben Sie den Wunsch, mit stressigen Leistungssituationen lockerer und souveräner umzugehen? Dann werden Sie in diesem Buch viele Anregungen finden, wie Sie blockierende Gedanken und Gefühle deutlich vermindern und wieder Zugang zu Ihren Ressourcen finden können.

Es folgen einige Beispiele von Personen, die unter leistungsbezogenen Ängsten leiden:

»Ein 24-jähriger Student berichtet, er wolle das Informatik-Studium aufgeben, da er schon zweimal bei Prüfungen durchgefallen ist. Beim Lernen für Prüfungen hat er ein etwas mulmiges Gefühl. Er lässt sich zwar leicht ablenken, schafft es dann aber doch, den Prüfungsstoff zu lernen. Während der Prüfungen beginnt er zu zittern und zu schwitzen, er spricht langsam und stockend. »Wenn dann eine schwierige Frage kommt oder der Prüfer ungeduldig wird, geht nichts mehr.«

Ein Referendar, dessen Abschlussprüfung in vier Monaten stattfinden soll, meldet sich bei mir zur Therapie an. Bei Unterrichtsbesuchen war er im Allgemeinen recht aufgeregt. Zwei Monate vor unserem ersten Gespräch lief eine Stunde, zu der ein Fachleiter kam, ganz schlecht; seine Leistung habe einer 5 entsprochen. Vor kurzem vergaß er bei einer Schulstunde mit Beratungsbesuch vor Aufregung das vorbereitete Unterrichtsmaterial. Danach hatte er eine Krise und zweifelte daran, ob er die Prüfung schaffen könnte.

Herr G. macht eine Umschulung. Dabei ist er immer wieder mit der Aufgabe konfrontiert, ein Thema vorzutragen, das er alleine oder in der Gruppe erarbeitet hat. Er ist sehr aufgeregt, wenn er vor der Klasse steht; er spricht oft schnell und undeutlich und verliert beim freien Sprechen manchmal den Faden, was ihm sehr peinlich ist. Er hat den Eindruck, dass er sein Wissen und Können nicht angemessen darstellen kann, wenn der Dozent und die anderen Teilnehmer der Umschulungsmaßnahme ihn ansehen.

Eine Musikerin fühlt sich in dem Orchester, in dem sie arbeitet, nicht wohl. Sie möchte gerne eine andere Stelle bekommen, aber schon der Gedanke an das Vorspielen löst bei ihr starke Anspannung aus. »In diesem Zustand kann ich nicht mehr konzentriert und ausdrucksvoll spielen. Dann habe ich sowieso keine Chance.«

Eine Angestellte kommt mit ihrer Arbeit im Büro im Allgemeinen gut zurecht. Wenn eine ältere Kollegin neben ihr steht und sie etwas fragt, wird sie nervös. Noch unsicherer fühlt sie sich, wenn sie zum Chef gerufen wird. »Ich weiß dann oft auf ganz einfache Fragen keine Antwort und verspreche mich oft. Hinterher ist mir das ganz peinlich und ich mache mir Vorwürfe, dass ich mich so dumm angestellt habe.«

In Schule, Studium und Beruf gibt es typische Situationen, die Furcht vor Versagen und Blamage auslösen: Dies sind Prüfungssituationen (z. B. Klassenarbeiten, Klausuren, mündliche und praktische Prüfungen), Situationen, in denen man im Mittelpunkt steht und beobachtet wird (z. B. Reden, Präsentationen, Diskussionsbeiträge, sportliche Wettbewerbe, Auftritte vor Publikum, im Rundfunk oder im Fernsehen) sowie wichtige Gespräche mit Autoritätspersonen (Lehrer, Dozenten, Vorgesetzte, anspruchsvolle Kunden).

Im **zweiten Kapitel** dieses Buches gebe ich einen Überblick über die Erscheinungsformen und die Entwicklung dieser leistungsbezogenen Ängste. Blockierende innere Einstellungen, negative Fantasien und ihre Auswirkungen auf unsere Gefühle, Körperempfindungen und Verhaltensweisen werden beschrieben. Um belastende Gefühle und Misserfolgserlebnisse zu vermeiden, entwickeln manche Menschen ungünstige Gewohnheiten wie Aufschieben wichtiger, aber unangenehmer Aufgaben und Vermeiden kritischer Situationen. Das Teufelskreismodell der Angst macht die psychosomatischen Zusammenhänge deutlich, in denen sich die betroffene Person gefangen fühlt. Zum Glück gibt es verschiedene Möglichkeiten, aus dem *Teufelskreis* von negativen Gedanken, Angst und Misserfolg auszubrechen. Vielleicht gelingt es sogar, einen *Engelskreis* von wachsender Zuversicht und Erfolg in Gang zu setzen.

Im **dritten Kapitel** beschreibe ich eine Reihe von Therapieansätzen zur wirksamen Behandlung von Leistungsängsten. Die *lerntheoretische Verhaltenstherapie* führt die Entstehung von Ängsten auf Konditionierungsprozesse zurück und hat Methoden entwickelt, die zu einer Abschwächung oder Löschung von Angstreaktionen führen. Andere Methoden der Angstbehandlung wurden aus Konzepten der *Kognitiven Verhaltenstherapie* abgeleitet: Es geht darum, sich trotz seiner Schwierigkeiten und Schwächen zu akzeptieren; blockierende Gedanken und Grundeinstellungen zu erkennen und zu verändern; sich nicht in Katastrophenfantasien hineinzusteigern, sondern die Kraft des bildhaften, anschaulichen Denkens konstruktiv zu nutzen. In manchen Fällen sind auch *paradoxe Methoden* wirksam: Dabei nimmt man sich vor, absichtlich Symptome zu produzieren und betrachtet die eigenen Probleme aus einem humoristischen Blickwinkel. Weiterhin möchte ich *Klopfmethoden* darstellen, die aus der sogenannten *Energetischen Psychotherapie* abgeleitet wurden: Durch die Konzentration auf eine belastende Situation und die gleichzeitige Stimulierung bestimmter Punkte der Körperoberfläche (z. B. durch Klopfen, Reiben oder Berühren) oder andere sensorische Stimulierungen können negative Gefühle in manchen Fällen erstaunlich schnell reduziert oder zum Verschwinden gebracht werden. Wenn es gelingt, Ängste deutlich zu reduzieren, stehen nicht mehr Vermeidungsziele, sondern Annäherungsziele im Vordergrund. Mit anderen Worten: Man überlegt nicht mehr in erster Linie, wie man Fehler, Risiken, peinliche Situationen und unangenehme Gefühle vermeiden kann, sondern welche persönlich wichtigen und befriedigenden Ziele man erreichen möchte; welche Chancen und welche Wege man sieht, um diesen Zielen näher zu kommen.

Im **vierten Kapitel** geht es zunächst um eine Abklärung der Motivation. Lohnt es sich für Sie, sich einer Leistungssituation zu stellen und sich darauf gründlich vorzubereiten? Für den Fall, dass Sie diese Frage mit Ja beantworten, enthalten die folgenden Abschnitte eine Reihe von Anregungen für die Vorbereitung auf Prüfungen, Vorträge und Bewerbungsgespräche.

Das **fünfte Kapitel** gibt konkrete Anleitungen, um Leistungsängste und die damit verbundenen belastenden Gedanken und körperlichen Symptome abzubauen und mit Selbstvertrauen und Zuversicht in die kritischen Situationen zu gehen. Verschiedenartige Selbsthilfemethoden werden beschrieben, die Sie einzeln anwenden oder miteinander kombinieren können: Entspannungstechniken; Übungen zur Förderung der Selbstakzeptanz; Klopfmethoden zur Verminderung emotionaler Belastungen; Methoden zur Entwicklung konstruktiver Gedanken; paradoxe (humoristische) Methoden zur Überwindung von Ängsten; verschiedene Methoden zum Üben angemessener Verhaltensweisen. Weiterhin wird besprochen, welche Lösungsblockaden oder inneren Widerstände die Wirkung dieser Selbsthilfemethoden vermindern oder verhindern können und wie man diese Blockaden auflösen kann.

Im **sechsten Kapitel** wird eine Gesamtstrategie zur inhaltlichen und psychischen Vorbereitung auf Leistungssituationen dargestellt und es wird besprochen, wie Sie Erfolge, Teilerfolge und Misserfolge konstruktiv auswerten können.

Ich bitte Leserinnen und Leser um Verständnis, dass aus Gründen der besseren Lesbarkeit nicht immer beide Geschlechtsformen genannt werden. Selbstverständlich sind Männer und Frauen gleichermaßen gemeint, wenn von z. B. Schülern, Klienten, Beratern oder Therapeuten die Rede ist.

1.1 Wie Sie dieses Buch nutzen können

Sofern Sie unter Schwierigkeiten in den Leistungssituationen leiden, die in der Einleitung beschrieben wurden, finden Sie in diesem Selbsthilfeprogramm eine Erklärung der psychologischen Zusammenhänge und eine detaillierte Beschreibung verschiedenartiger Methoden zur Verminderung von Ängsten und zur Steigerung der psychischen Fitness. Die Anwendung dieser Methoden kann Ihnen helfen, emotionale Belastungen zu verringern und Prüfungen, Vorträge und andere Leistungssituationen als Herausforderungen zu betrachten, die Sie bewältigen können. Außerdem werden Anregungen für die inhaltliche Vorbereitung auf Prüfungen, Vorträge und Bewerbungsgespräche gegeben. Ich möchte nun beschreiben, wie Sie aus diesem Buch den größten Nutzen ziehen können:

Sie möchten etwas gegen Ihre Leistungsangst tun, zurzeit ist dieses Problem aber nicht akut: Verschaffen Sie sich einen Überblick über den Inhalt des Buches und lesen Sie die für Sie interessanten Kapitel durch. Markieren Sie die Stellen, die Ihnen in Bezug auf Ihr persönliches Problem wichtig erscheinen.

Gibt es im Studium, im Beruf oder im Privatleben Situationen, die ähnliche Gefühle auslösen wie die Leistungssituationen, vor denen Sie sich fürchten? Bei Angst vor Referaten oder Präsentationen kann es z. B. hilfreich sein, sich in Seminaren oder Teambesprechungen aktiv zu beteiligen, wenn Sie sich bisher zurückgehalten haben. Sofern dies Unbehagen auslöst, haben Sie die Möglichkeit, die beschriebenen Methoden zur Angstbewältigung anzuwenden. Die Erfahrungen, die Sie bei diesem Training sammeln, helfen Ihnen, sich auf den »Ernstfall« vorzubereiten.

Sie bereiten sich auf eine Leistungssituation vor und möchten die dadurch ausgelösten negativen Gefühle grundsätzlich überwinden: Verschaffen Sie sich einen Überblick über den Inhalt des Buches und lesen Sie die für Sie interessanten Kapitel durch. Markieren Sie die Stellen, die Ihnen wichtig erscheinen. Stellen Sie aus den beschriebenen Selbsthilfemethoden ein für Sie passendes Programm zusammen.

Um bedeutsame Erfolge zu erzielen, ist es nötig, dass Sie die Übungen zur Selbstberuhigung und zur Förderung konstruktiver Gedanken und Verhaltensweisen wiederholt durchführen. Manche Ängste können in kurzer Zeit überwunden werden; oft ist aber einige Beharrlichkeit nötig, um emotionale Blockierungen aufzulösen und Mut und Zuversicht zu entwickeln.

Sie bereiten sich auf eine Leistungssituation vor und stehen unter starkem Zeitdruck: Verschaffen Sie sich einen groben Überblick über den Inhalt des Buches, indem Sie es durchblättern und die Zusammenfassungen lesen. Beschäftigen Sie sich intensiv mit den Abschnitten des Buches, die für die Bewältigung Ihres Problems wichtig sind, insbesondere in den Kapiteln 4, 5 und 6. Führen Sie wiederholt die Übungen durch, die Ihnen als besonders hilfreich erscheinen.

In manchen Fällen ist es sinnvoll, eine Beratung, ein Coaching, einen Kurs oder eine Psychotherapie in Anspruch zu nehmen, um Leistungsangst zu überwinden. Dabei können Sie dieses Buch als Begleitmaterial nutzen.

Berater, Coachs und Psychotherapeuten finden in diesem Buch Hinweise auf weiterführende Literatur zu den beschriebenen Behandlungsmethoden und zu den theoretischen Hintergründen dieser Methoden.

2 Erscheinungsformen und Entstehung von Leistungsangst

2.1 Erscheinungsformen von Leistungsangst

Die Furcht vor Prüfungen, Reden und anderen Auftritten, bei denen man im Mittelpunkt steht, ist weit verbreitet. Während ein gewisses Maß an Aufregung oder Lampenfieber ganz normal ist und von manchen Menschen sogar als anregend und inspirierend erlebt wird, werden starke Ängste zum Problem, wenn dadurch die Leistung in der kritischen Situation beeinträchtigt wird. Die Person kann in der Leistungssituation ihr Wissen und die erlernten Fähigkeiten nicht mehr vollständig abrufen. Im schlimmsten Fall tritt ein Blackout auf, der zu einem völligen Versagen führt. Der amerikanische Schriftsteller Mark Twain beschrieb dieses sehr belastende Phänomen auf humoristische Art: »Das menschliche Gehirn ist eine großartige Sache. Es funktioniert bis zu dem Zeitpunkt, wo du aufstehst, um eine Rede zu halten.«

Prüfungsangst tritt besonders häufig bei Schülern und Studierenden auf. Nach dem Ergebnis verschiedener Untersuchungen berichten zwischen fünf und zwanzig Prozent der befragten Schüler und Studierenden über starke Prüfungsangst (Fehm & Fydrich, 2011, S. 16). Auch die Angst, vor einem Publikum zu reden, ist weit verbreitet. Da dies für viele ein unangenehmes Thema ist, sprechen nur wenige Menschen offen darüber; manche Betroffene haben daher den Eindruck, nur sie allein hätten dieses peinliche Problem. Michael Bohne (2008, S. 32) berichtet, dass auch bei Musikern Lampenfieber und Auftrittsängste weit verbreitet sind.

Auch in früheren Jahrhunderten wurden Menschen von Prüfungsangst geplagt. Der deutsche Staatsrechtler Robert von Mohl schrieb 1869:

> Als ein Nachtheil der strengen und folgenreichen Prüfungen erscheint die Angst und Qual, welche die Aussicht auf sie erzeugt und so Vielen die schönsten Jugendjahre verdirbt. Tausenden sind sie jahrelang ein Schrecken, und Jeder, der sie durchgemacht hat, wird nicht sowohl die kurze Erstehung selbst als die Vorbereitungszeit für einen der bangsten und dumpfsten Abschnitte seines Lebens erklären. Wie Mancher hat den Muth nicht gehabt, sich dieser Tortur zu unterwerfen, und ist dadurch für sein ganzes Leben verkommen und aus jeder nützlichen Beschäftigung geworfen worden, obgleich es ihm vielleicht nicht einmal an den nöthigen Kenntnissen fehlte. Allein je länger er es in seiner Angst anstehen ließ, desto steiler wurde der Berg, über den er weg sollte. (Zitiert nach Prahl, 1979, S. 7.)

In manchen Fällen treten Angstsymptome nur kurz vor oder während der Leistungssituation auf. Erwartungsangst und Sorgen können aber auch schon während der Vorbereitung auf Prüfungen, Vorträge oder andere Stresssituationen auftreten. Die belastenden Symptome zeigen sich auf vier verschiedenen Ebenen in unterschiedlicher Ausprägung (Fehm & Fydrich, 2011, S. 8 ff.)[1]:

Kognitionen: Perfektionistische Anforderungen an sich selbst, Katastrophengedanken über das eigene Versagen, selbstabwertende Gedanken, intensives Grübeln über Misserfolge in der Vergangenheit und Sich-Sorgen über die Zukunft, ablenkende Gedanken, Unkonzentriertheit, Leere im Kopf.

Emotionen: Angst, Scham und Enttäuschung über Misserfolge, Ärger und Wut auf sich selbst oder äußere Umstände, depressive Verstimmung.

Körperliche Symptome: Herzrasen, Schwitzen, Erröten, Verspannung, Zittern der Hände, Harndrang, Magenbeschwerden, Schwierigkeiten beim Sprechen, Kopfschmerzen, Schlafstörungen.

---

1 Die Autoren beziehen diese Einteilung zwar nur auf Prüfungsangst, sie gilt aber genauso für andere leistungsbezogene Ängste.

Verhalten: Ungünstige Strategien bei der Vorbereitung, übertriebene Beschäftigung mit nebensächlichen Details der Aufgabe, Aufschieben und Vermeidung der Leistungssituation, hastiges Sprechen und impulsive Reaktionen in der Leistungssituation.

Diese verschiedenen Bereiche sind nicht isoliert voneinander, sondern es gibt Wechselwirkungen, die im nächsten Abschnitt erläutert werden.

2.2 Entstehung von Leistungsangst

Welche Bedingungen führen zur Entstehung von Leistungsangst? Angst ist bei Menschen und Tieren eine Reaktion auf bedrohliche Situationen. Innerhalb weniger Sekunden wird der Organismus in Alarmbereitschaft versetzt und durch die körperliche Aktivierung auf Flucht oder Kampf vorbereitet. Wenn weder Flucht noch Kampf möglich ist, tritt bei Tieren meist der Totstellreflex auf. Starke Aktivierung ist oft eine zweckmäßige Reaktion auf körperliche Bedrohungen. In Leistungssituationen, bei denen konzentrierte geistige Arbeit oder feinmotorische Tätigkeiten nötig sind, um sie erfolgreich zu bewältigen, wirkt sich aber starke Angst störend aus. Durch einen Zustand von Erstarrung und Lähmung, der dem Totstellreflex bei Tieren ähnelt, wird die Leistungsfähigkeit noch weiter vermindert.[2]

Es gibt nicht eine einheitliche Ursache für Leistungsangst, vielmehr wirken hier verschiedene Bedingungen zusammen. Neben einer wahrscheinlich erblich bedingten erhöhten körperlichen Labilität (Eysenck, 1987) spielt der elterliche Erziehungsstil eine wichtige Rolle für die Entstehung von Ängsten. Körperliche Strafen, Drohungen, Verbote und Liebesentzug bei Ungehorsam wirken sich angststeigernd aus. Wenn ein Kind feststellt, dass es nur bei guten Leistungen akzeptiert wird, kann jede schwierige Leistungssituation zu einer Bedrohung werden.

2 Die Polyvagal-Theorie von Stephen W. Porges, auf die ich hier nicht näher eingehen will, beschäftigt sich mit den neurophysiologischen Prozessen, die den Zuständen von Wohlbefinden und Sicherheit, Erregung und Erstarrung zugrunde liegen (vgl. Vlamynck, 2019, S. 50 ff.).

Angstmindernd ist dagegen eine Beziehung zwischen Eltern und Kind, die durch Verständnis, Interesse und Offenheit gekennzeichnet ist. Nach Helmke (1983) ist es besonders günstig, wenn Eltern sich nicht ständig aktiv einschalten, aber als Berater und Gesprächspartner bei Sorgen und Problemen des Kindes stets zur Verfügung stehen.

Leistungsangst kann auch durch die Schule gefördert werden. Zu den Risikofaktoren für Schulangst gehört ein starker Leistungsdruck (hohe Leistungsanforderungen, unerwartete Prüfungen) und ein autoritäres Verhalten des Lehrers, der mit Strafen, Kritik, abwertenden und spöttischen Bemerkungen arbeitet. Ein Unterrichtsstil, der durch Unterstützung, Ermutigung und Lob gekennzeichnet ist, hat dagegen leistungsfördernde und angstmindernde Auswirkungen. Auch das Verhältnis der Schüler untereinander spielt eine wichtige Rolle für das Ausmaß der Angst; ein starkes Konkurrenzdenken kann die Schulangst fördern, während gegenseitige Unterstützung sie vermindert.

Freiwald und Hillis (2018, S. 651) weisen darauf hin, dass die Rahmenbedingungen für Prüfungen an Hochschulen Prüfungsangst fördern oder reduzieren können. Mangelnde Transparenz über den Inhalt von Prüfungen, fehlende Rückmeldungen über den Wissensstand während des Semesters und eine Häufung von Klausuren innerhalb kurzer Zeit führen zu intensiverer Angst und höheren Durchfallquoten.

Im Arbeitsleben spielt das Betriebsklima eine wichtige Rolle; eine Atmosphäre von Leistungsdruck, Konkurrenz und Misstrauen kann Angst und Verunsicherung auslösen.

Aktuelle Auslöser für Leistungsangst sind oft Misserfolgserlebnisse. Ein Versagen in einer Prüfung oder negative Rückmeldungen zu einem öffentlichen Auftritt aktivieren Selbstzweifel und Ängste. Manchmal tritt Erwartungsangst aber auch ohne vorherige Misserfolge auf, z. B. dann, wenn eine Person glaubt, sie habe vergangene schwierige Situationen nur aufgrund von Glück oder günstigen äußeren Umständen erfolgreich bewältigt. Wenn man überzeugt ist, der Selbstwert und die Anerkennung anderer Menschen würden davon abhängen, dass man stets gute oder perfekte Leistungen erbringt, kann jede Leistungssituation heftige Angst vor Versagen auslösen.

Zwischen den oben erwähnten verschiedenen Komponenten der Leistungsangst gibt es Wechselwirkungen: Dysfunktionale negative Gedanken führen zu starken Angstgefühlen, die mit erhöhter körperlicher Erregung verbunden sind und die konzentriertes Lernen oder das Abrufen gelernten Wissens behindern. Die Wahrnehmung der körperlichen Symptome und der verminderten Leistungen wird wiederum negativ bewertet, was zu einem *Teufelskreis der Angst* führt. Die folgende schematische Darstellung beschreibt, wie ein Teufelskreis bei Redeangst entstehen kann:

Auslösende Situation

Ich habe die Aufgabe, in der nächsten Woche ein Referat zu halten.

Dysfunktionale negative Gedanken[3]

Das schaffe ich nie!

Ich werde bestimmt schrecklich nervös sein!

Was soll ich nur tun, wenn ich in der Rede stecken bleibe?

Ich bin einfach unfähig, vor vielen Leuten zu reden.

Blockierende negative Gefühle und körperliche Symptome

Angst, Unruhe, Nervosität

Verspannte Haltung, Zittern der Hände, Erröten

Ungünstige Verhaltensweisen und verminderte Leistungen beim Reden

Hastiges, undeutliches Sprechen

Keine oder zu kurze Pausen zwischen einzelnen Sätzen

Konzentrationsschwierigkeiten beim Reden

Keine Antwort auf einfache Fragen wissen

Negative Bewertung der Leistungen

Negative Bewertung des eigenen Verhaltens

Abwertung positiver Kommentare

Kritische Kommentare der Zuhörer zur Form und zum Inhalt der Rede

Kritik an der Person des Redners

---

3 Diese selbstschädigenden Gedanken werden oft auch von lebhaften bildhaften Vorstellungen begleitet.

Weitere negative Gefühle und körperliche Symptome
Angst, Schamgefühle, depressive Stimmung
Unruhe, Erschöpfung
Weitere selbstschädigende Gedanken
Ich wusste doch, dass es schiefgehen musste.
Ich habe mich fürchterlich blamiert.
Was werden die Zuhörer jetzt über mich denken?
Ich bin ein hoffnungsloser Fall!

In der Abbildung unten wird der Teufelskreis der Leistungsangst dargestellt.

Es gibt verschiedene Ansatzpunkte, um diesen Teufelskreis zu durchbrechen: Blockierende und stressfördernde Gedanken können in Frage gestellt und durch realistische und hilfreiche Denkweisen ersetzt werden. Die Intensität negativer Emotionen und belastender körperlicher Symptome kann durch körperbezogene Übungen deutlich vermindert werden. Günstige Verhaltensweisen können in der Vorstellung oder im

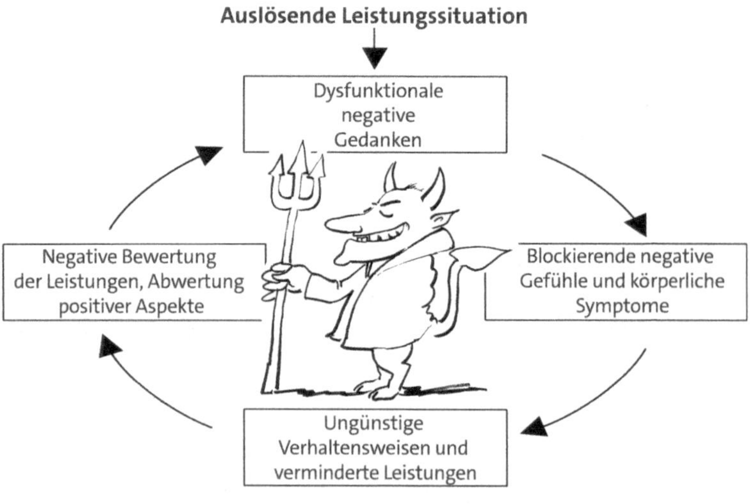

Der Teufelskreis der Leistungsangst

Rollenspiel geübt werden. Dadurch wird die Chance erhöht, die Leistungssituation erfolgreich zu bewältigen. Manchmal reicht die Veränderung auf einer Ebene, um dies zu erreichen, oft ist es aber sinnvoll, mehrere Ansätze zu kombinieren. Wie dies geschieht, wird in den folgenden Kapiteln im Detail erläutert.

Wenn es Ihnen gelingt, den Teufelskreis der Angst zu durchbrechen und wiederholt positive Erfahrungen zu machen, dann kann sich im günstigsten Fall ein Prozess entwickeln, den ich als *Engelskreis* oder *Erfolgsspirale* bezeichnen möchte. Die erfolgreiche Bewältigung einer schwierigen Situation führt zu einer positiveren Bewertung der eigenen Fähigkeiten und zu einer verbesserten Stimmungslage. Zuversichtliche Gedanken und positive Gefühle, kombiniert mit einer guten Vorbereitung, sind günstige Voraussetzungen für gute Leistungen, die dann oft auch von anderen Menschen anerkannt werden. Fehler und Schwierigkeiten, die trotzdem auftreten, werden sachlich analysiert, um daraus zu lernen.

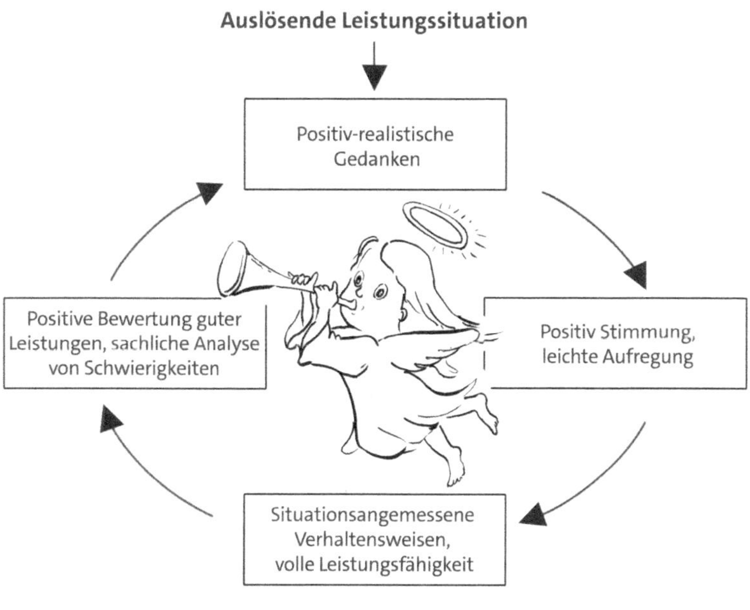

Der Engelskreis des Erfolgs

Eine glatte und stetige positive Entwicklung bei der Bewältigung von Ängsten ist allerdings eher die Ausnahme als die Regel. Bei einem solchen Lernprozess sollten Sie mit Schwankungen und auch mit gelegentlichen Rückschlägen rechnen. Entscheidend ist aber, dass Sie sich durch diese Schwierigkeiten nicht davon abhalten lassen, ihre Ziele konsequent zu verfolgen!

2.3 Zusammenfassung

Leistungsängste bei Prüfungen, Reden und anderen öffentlichen Auftritten sind weit verbreitet, auch wenn nur wenige Menschen darüber sprechen. Die Symptome der Leistungsangst zeigen sich auf verschiedenen Ebenen: Belastende und ablenkende Gedanken, dysfunktionale negative Gefühle, unangenehme körperliche Reaktionen und ungünstige Verhaltensweisen führen zu einer Verminderung der Leistungsfähigkeit vor und in den kritischen Situationen.

Bei der Entstehung von Leistungsängsten können unterschiedliche Bedingungen zusammenwirken: eine allgemein erhöhte körperliche Labilität; ein Erziehungsstil, der durch Leistungsdruck, Drohungen und Strafen gekennzeichnet ist; Leistungsdruck und Konkurrenzdenken in der Schule, im Studium oder im Beruf; Misserfolge in früheren Leistungssituationen; ein überzogenes Leistungsdenken mit der Annahme, nur bei guten oder perfekten Leistungen sei man ein wertvoller Mensch.

Aus dem Zusammenwirken von belastenden Gedanken, negativen Gefühlen, körperlichen Symptomen und verminderten Leistungen kann sich ein *Teufelskreis der Leistungsangst* entwickeln. Zum Glück gibt es verschiedene Ansatzpunkte, um diesen Teufelskreis zu durchbrechen. Im günstigsten Fall kann sich dann ein *Engelskreis des Erfolgs entwickeln.*

3 Therapeutische Konzepte und Strategien zur Überwindung von Leistungsangst

In diesem Kapitel beschreibe ich einige Therapieansätze, die sich mit der Entstehung und Behandlung von Leistungsangst beschäftigt haben: lerntheoretische Verhaltenstherapie, Kognitive Verhaltenstherapie, paradoxe Therapiemethoden und die aus der Energetischen Psychotherapie abgeleiteten Klopfmethoden. Die theoretischen Grundprinzipien dieser Therapiemethoden werden erklärt. Das praktische Vorgehen wird durch Fallbeispiele anschaulich dargestellt. Sofern Sie nur an dem Selbsthilfeprogramm Interesse haben, können Sie dieses Kapitel überspringen. Andererseits können die Fallbeispiele Ihnen aber auch Anregungen für den Umgang mit den eigenen Problemen geben.

3.1 Lerntheoretische Verhaltenstherapie

Die lerntheoretisch orientierte Verhaltenstherapie führt die Entstehung von Angststörungen in erster Linie auf Konditionierungsprozesse zurück. Einzelne oder wiederholte belastende Erlebnisse lösen intensive Reaktionen des Nervensystems aus, die zu Angstgefühlen und heftigen körperlichen Reaktionen (z. B. Herzrasen, Schwitzen, Zittern) führen. Ein neutraler Reiz, der gemeinsam mit dem belastenden Erlebnis auftritt, kann zu einem *konditionierten Reiz* werden, der nun die *konditionierte Reaktion* (Angst und ihre körperlichen Begleiterscheinungen) auslöst.

Ich möchte dies an einem Beispiel erläutern: Eine Schülerin, die bisher keine Schwierigkeiten hatte, sich am Unterricht zu beteiligen, wird vom Lehrer aufgerufen und soll eine Frage beantworten. Da sie unaufmerksam war und eine falsche Antwort gibt, wird sie vom Lehrer kritisiert; die anderen Schüler lachen über eine spöttische Bemerkung des Lehrers und die Schülerin setzt sich beschämt wieder hin. In späteren Situationen ist sie sehr nervös und unkonzentriert, wenn der Lehrer ihr Fragen stellt oder sie an die Tafel ruft, um eine Aufgabe zu bearbeiten. Die Situation »vom Lehrer aufgerufen werden und im Mittelpunkt der Aufmerksamkeit einer Gruppe stehen« ist also zu einem konditionierten Reiz geworden, der die konditionierte Angstreaktion auslöst. Diese Reaktion kann sich auch auf andere Situationen generalisieren, in denen die Schülerin im Mittelpunkt steht. In manchen Fällen führt dies zu einem ausgeprägten *Vermeidungsverhalten*. Ängstliche Schüler halten sich im Unterricht oft auch dann zurück und melden sich nicht, wenn sie eine Frage des Lehrers korrekt beantworten können.

Konditionierte Angstreaktionen werden abgeschwächt oder gelöscht, wenn man korrigierende Erfahrungen macht. Wenn ängstliche Schüler von einem geduldigen und wohlwollenden Lehrer mehrfach ermutigt und gelobt werden, wird ihre Nervosität geringer und sie haben wieder Mut, sich spontan am Unterricht zu beteiligen.

Der südafrikanische Psychiater Joseph Wolpe (1915–1997)[4] entwickelte in den 1950er Jahren eine Methode zur Behandlung von Angststörungen, die er *systematische Desensibilisierung* nannte. Seine Patienten erlernten zunächst eine Entspannungsmethode. Im entspannten Zustand wurden sie in der Vorstellung zunächst mit schwach angstauslösenden Vorstellungen konfrontiert. Da die Entspannung der Angst entgegenwirkt – Wolpe bezeichnete dies als *reziproke Hemmung* – wurden dann schrittweise stärker angstauslösende Vorstellungen eingeführt und durch die Entspannung neutralisiert. Parallel zu diesen Imaginationsübungen wurden die Patienten ermutigt, sich wieder in die angstauslösenden Realsituationen zu begeben. Wie Wolpe (1972, S. 127) berichtete, war diese Methode auch bei starker Prüfungsangst erfolgreich. Die systematische Desensibilisierung war die erste

4 Die Grundprinzipien der lerntheoretisch orientierten Verhaltenstherapie und Wolpes Beitrag zur Entwicklung dieses Therapieverfahrens habe ich in dem Buch *Streifzüge durch die Geschichte der Verhaltenstherapie* (2019) ausführlich beschrieben.

verhaltenstherapeutische Methode, die gründlich wissenschaftlich untersucht wurde. Aus heutiger Sicht kann man sagen, dass sie in vielen Fällen erfolgreich war. Oft dauerte die Behandlung aber relativ lange, bis die Angstreaktionen deutlich schwächer wurden. Die Klopfmethoden, die ich im Abschnitt 3.4 beschreibe, kann man in gewisser Hinsicht als eine schneller wirkende und leicht erlernbare Variante der Desensibilisierung bezeichnen.

3.2 Kognitive Verhaltenstherapie

Die Kognitive Verhaltenstherapie (KVT) betont im Gegensatz zur lerntheoretisch orientierten Verhaltenstherapie besonders den Einfluss, den kognitive Prozesse (Gedanken und bildhafte Vorstellungen) auf unsere Gefühle und unser Verhalten haben. Im Folgenden stelle ich drei Ansätze der KVT vor, die sich an diesem Grundprinzip orientieren: die Rational-Emotive Verhaltenstherapie von Albert Ellis, die Kognitive Therapie von Aaron T. Beck und das Stressimpfungstraining von Donald Meichenbaum.[5] Gemeinsam ist diesen Ansätzen, dass blockierende Gedanken und Einstellungen in Frage gestellt und konstruktive Alternativen entwickelt werden. Parallel zu diesen gedanklichen Veränderungen werden Klienten durch Übungen und Verhaltensexperimente dazu angeregt, neue Gewohnheiten zu entwickeln und neue Erfahrungen zu machen.

3.2.1 Die Rational-Emotive Verhaltenstherapie von Albert Ellis

Der amerikanische Psychologe Albert Ellis (1913–2007) arbeitete anfangs als Psychoanalytiker. Da er mit den Erfolgen dieses Therapieverfahrens unzufrieden war, entwickelte er in der Mitte der 1950er Jahre einen neuen therapeutischen Ansatz, der unter dem Namen *Rational-Emotive Therapie* bekannt wurde. Seit den neunziger Jahren bezeichnete Ellis sein Konzept als *Rational-Emotive Verhaltenstherapie*

5 Die Ansätze von Ellis und Meichenbaum habe ich in dem Buch *Streifzüge durch die Geschichte der Verhaltenstherapie* (2019) ausführlich dargestellt.

(REVT), da auch verhaltensorientierte Übungen eine wesentliche Rolle in diesem Therapieverfahren spielen.

Nach Ellis (1977) werden Kinder und Erwachsene in der westlichen Welt mit einer Reihe von irrationalen Ideen indoktriniert, die oft zur Entwicklung von psychischen Störungen führen. Zwei dieser irrationalen Überzeugungen spielen eine wichtige Rolle bei der Entstehung von Leistungsangst:

1. Die Meinung, es sei für jeden Erwachsenen absolut notwendig, von praktisch jeder anderen Person in seinem Umfeld geliebt oder anerkannt zu werden (ebd., S. 64).
2. Die Meinung, dass man sich nur dann als wertvoll empfinden dürfe, wenn man in jeder Hinsicht kompetent, tüchtig und leistungsfähig ist (ebd., S. 66).

Diese Überzeugungen stehen einem erfüllten und glücklichen Leben im Wege, da man sich von der Meinung anderer Menschen abhängig macht und sich selbst unter Druck setzt. Wenn man befürchtet, durch eine schlechte Leistung die Anerkennung anderer Menschen und auch die Selbstachtung zu verlieren, ist jede Prüfung, jedes Referat und jeder Auftritt mit starkem Stress verbunden. Übersteigertes Leistungsdenken führt in manchen Fällen zur Furcht vor Versagen und Blamage und hindert die Person daran, die geforderte Leistung zu erbringen. »Wer die Leistungsideologie überbewertet, verwechselt seinen Fremdwert (d.h. den Wert, den andere unserer Leistung und unseren Qualitäten beimessen) mit seinem Eigenwert (d.h. seiner Lebendigkeit, seinem Wert für sich selbst).« (Ebd., S. 67)

Als sinnvolle Alternative zum extremen Leistungsdenken empfiehlt Ellis: Man sollte sich auf die Lösung der jeweiligen Aufgabe konzentrieren und möglichst große Befriedigung aus der Tätigkeit ziehen, anstatt zu versuchen, die Aufgabe perfekt zu lösen. Es ist wichtig, die eigenen Fehler und Irrtümer als nützlich und nicht als schrecklich zu bewerten, da sie auf dem Weg zu einer guten Lösung eines Problems zumeist unvermeidlich sind. Sehr prägnant wird diese Einsicht in dem

Spruch ausgedrückt: »Durch Fehler wird man klug, drum ist einer nicht genug!« (Trenkle, 2004, S. 49)[6]

Die REVT erklärt die Entstehung von Leistungsangst folgendermaßen: Die unter diesem Problem leidende Person fordert von sich, sie *müsste* unbedingt gute oder sogar perfekte Leistungen bringen und von anderen Menschen Bestätigung bekommen; ansonsten betrachtet sie sich als Versager. Eine wichtige therapeutische Aufgabe besteht darin, diese *absoluten Forderungen* im therapeutischen Gespräch in Frage zu stellen, aber den *Wunsch* nach Erfolg und Anerkennung aufrechtzuerhalten. Die REVT unterscheidet zwischen *gesunden* und *ungesunden negativen Gefühlen*. Während *gesunde negative Gefühle* (z. B. Besorgnis oder Unzufriedenheit) die Person nach einem Misserfolg anspornen, Fehler zu korrigieren und die eigene Leistung zu verbessern, führen *ungesunde negative Gefühle* (z. B. Panik oder Depression) zu Resignation und Hilflosigkeit.

Debbie Joffe Ellis, die Partnerin von Albert Ellis, erläutert an einem Fallbeispiel das Vorgehen der REVT bei Prüfungsangst (Ellis & Joffe Ellis, 2012): Marguerite, eine Frau in den Vierzigern, die eine Ausbildung zur psychologischen Beraterin machte, litt unter starken Ängsten. Sie befürchtete, sie könne ihre Semesterarbeit nicht rechtzeitig abschließen, und wenn es ihr doch gelänge, würde die Arbeit nicht den Anforderungen genügen und wäre schlechter als die anderer Studierender. Bei einem Misserfolg fürchtete sie sich vor der Kritik ihres Mannes. Ein Scheitern bei der Semesterarbeit betrachtete sie als Beweis dafür, dass sie nicht gut genug und eine Versagerin sei. Die Angst hatte eine lähmende Wirkung und hinderte sie daran, an ihrer Semesterarbeit zu schreiben. Dies rief weitere Angst hervor und erzeugte Angst vor der Angst (*sekundäre Angst* oder *Symptomstress*).

Zu Marguerites irrationalen Überzeugungen gehörten:
»Ich sollte keine Angst haben.«

---

6 Nils Spitzer (2016; 2017; 2018) hat sich besonders intensiv mit den Folgen perfektionistischer Einstellungen und ihrer Überwindung beschäftigt.

»Ich muss gut arbeiten und meine Arbeit rechtzeitig fertigstellen.«
»Wenn ich das nicht schaffe, ist es schrecklich, und ich könnte die Scham und die Demütigung nicht aushalten, das nicht zu schaffen, was ich schaffen *muss* (d. h. gut arbeiten und rechtzeitig fertig werden).«
»Wenn andere Studenten gut abschneiden und ich nicht, werden sie denken, dass ich ein Versager und zu alt bin. Und ich *sollte* in der Lage sein, besser abzuschneiden als sie.« (Ebd., S. 71 f.)

Die Therapeutin stellte diese irrationalen Gedanken in Frage und untersuchte, ob sie hilfreich und realistisch waren:

Sie erkannte, dass ihre irrationalen Überzeugungen nicht hilfreich, sondern hinderlich waren, dass sie unrealistisch waren und nicht aus ihren Präferenzen hervorgingen. Sie sah, dass sie sich unnötig quälte. Sie verstand, dass *sie* selbst in dem Fall, dass sich ihre schlimmsten Befürchtungen bewahrheiteten und sie die Arbeit nicht rechtzeitig fertigstellen oder keine gute Note dafür bekommen würde, deshalb keine Versagerin wäre. Sie wäre nur jemand, der bei dieser Aufgabe versagt hätte. Sie erkannte an, dass sie ihre Rolle als Mutter meist gut meisterte, dass sie gut malen und singen und andere Sachen machen konnte (ebd., S. 72).

Die Therapeutin vermittelte ihrer Klientin die wichtige Einsicht, »dass *sie* nicht das war, was sie tat, und dass ihre Leistungen, ob gut oder schlecht, sie nicht zu einem guten oder schlechten Menschen machten oder ihren Wert definierten.« (Ebd., S. 72)

Verschiedene gedankliche und verhaltensorientierte Aufgaben sollten der Klientin helfen, die neuen Denkweisen einzuüben und danach zu handeln: 1. Wenn sie bemerkte, dass sie Forderungen (»Ich muss …«) an sich stellte, sollte sie diese in Wünsche (»Ich möchte gerne …«) umwandeln. 2. Sie sollte an ihrem Semesterpapier arbeiten, ohne den Anspruch, dass ihre Arbeit perfekt und besser als die Arbeiten der anderen Studenten sein müsste. 3. Um unabhängiger von der

Meinung anderer Menschen zu werden, regte die Therapeutin sie an, eine Übung zur Schambekämpfung zu machen. So trug die Klientin an einem Tag einen roten und einen beigefarbenen Schuh. Sie stellte fest, dass nichts Schlimmes passierte. Wenn jemand sie befremdet ansah, fand sie dies unbehaglich, konnte es aber aushalten. 4. Sie wiederholte häufig rationale Bewältigungsaussagen wie »Ich kann aushalten, was ich nicht mag« oder »Ich akzeptiere mich, einfach weil ich lebendig bin, egal ob andere mich ebenfalls akzeptieren oder nicht«.

Joffe Ellis berichtet, dass Marguerite nach zwölf REVT-Sitzungen deutlich weniger behindernde Angst verspürte und besser in der Lage war, mit ihrer Arbeit voranzukommen. Die Unabhängigkeit von der Anerkennung anderer Menschen gab ihr ein Gefühl von Freiheit, und auch die Beziehung zu ihrem Mann hatte sich verbessert. Sie hatte ihre Therapieziele erreicht, aber ihr war klar, dass es Rückfälle geben konnte. Die Therapie hatte sie darauf vorbereitet, dass sie dann nicht mit Selbstvorwürfen reagieren sollte, sondern mit einer erneuten Anwendung der erlernten Methoden.

Eine REVT-Methode, die Joffe Ellis in diesem Fallbericht nicht erwähnt, ist die *Rational-Emotive Imagination.* Ursula Richter (2017) hat den Einsatz dieser Methode sehr anschaulich beschrieben: Die Klientin versetzt sich mit geschlossenen Augen in die auslösende Situation und nimmt Kontakt mit dem aktivierten *ungesunden negativen Gefühl* (z. B. Angst) auf. Sie hat dann die Aufgabe, dies mit Hilfe rationaler Gedanken in ein *gesundes negatives Gefühl* (z. B. Besorgnis) umzuwandeln. Die Therapeutin bittet die Klientin, die Augen wieder zu öffnen, und fragt, wie sie diese Veränderung erreicht hat. Wenn diese Übung erfolgreich verläuft, erhält die Klientin die Aufgabe, täglich mit Hilfe dieser Imaginationsübung ungesunde in gesunde Gefühle zu verwandeln (vgl. auch Ellis & Joffe Ellis, 2012, S. 36 f.).

Bei einer guten therapeutischen Beziehung ist es manchmal auch hilfreich, mit *humoristischen Übertreibungen* zu arbeiten, um der Tendenz zu neurotischen Übertreibungen entgegenzuwirken (vgl. Ellis, 1977; Eschenröder, 2014 b; Titze & Eschenröder, 1998). So könnte die Therapeutin z. B. mit einem Augenzwinkern zu Marguerite sagen:

»Selbstverständlich müssen Sie als Vierzigjährige viel besser als die jüngeren Studenten sein! Bei einer schwachen Arbeit weist der Professor Sie in eine Klinik für Demente ein.«

3.2.2 Die Kognitive Therapie von Aaron T. Beck

Der amerikanische Psychiater Aaron T. Beck (geb. 1921) entwickelte nach einer psychoanalytischen Ausbildung in den 1960er Jahren einen therapeutischen Ansatz, den er *Kognitive Therapie* nannte. Anfangs beschäftigte sich Beck vor allem mit der Behandlung von depressiven Patienten, später untersuchte er auch die typischen Denkmuster von Angstpatienten und erarbeitete wirksame Therapiemethoden zur Angstüberwindung.

In vielen Punkten gibt es Übereinstimmungen zwischen den Ansätzen von Beck und Ellis. In dem Buch *Kognitive Verhaltenstherapie bei Angst und Phobien* beschäftigen sich Beck und Emery (1981) ausführlich mit den Merkmalen und der Behandlung von Leistungsangst. Sie betonen, dass Menschen mit Leistungsangst häufig den eigenen Selbstwert von dem Ergebnis einer Aufgabe oder einer Prüfung abhängig machen. Die Annahme, man müsse herausragend gute Leistungen erbringen, erhöht den psychischen Druck genauso wie die übermäßige Sorge um die Anerkennung durch andere Personen. Auch die Furcht, Fehler zu machen, liegt oft der Leistungsangst zugrunde. Der Therapeut kann darauf hinweisen, dass man nur durch Fehler lernen kann. »Fehler sollten als freundliche Erinnerung, besser zu werden, oder als hilfreiches Feedback betrachtet werden und nicht als Grund für Selbstvorwürfe.« (Ebd., S. 92)

Um einem Klienten mit starker Redeangst deutlich zu machen, dass er seiner Angst nicht hilflos ausgeliefert ist, sondern sie in gewissem Ausmaß kontrollieren kann, entwickelten Therapeut und Klient die beiden folgenden Pläne:

Plan A

1. Grübele über die Rede, bevor Du sie hältst.
2. Mach' Dir Sorgen, wie gut Du bist; sorge Dich um das Ergebnis und die Meinung anderer Leute.
3. Sei konkurrenzorientiert.
4. Beobachte Deine Leistung übertrieben.
5. Lege Wert darauf, »großartig« zu sein.
6. Übertreibe, was passiert, wenn Du eine schlechte Rede hältst.
7. Sage voraus, dass Du dieses Problem niemals beherrschen wirst.
8. Stelle Dir in der Phantasie vor, dass Du steckenbleibst und Dich verhaspelst und nichts mehr weißt.
9. Glaube, dass Du auf die anderen nervös wirkst, so dass sie schlecht von Dir denken.
10. Mach' Dir solche Sorgen, dass Du Dich nicht auf die Rede vorbereitest.

Plan B

1. Sei aufgabenbezogen.
2. Konzentriere Dich auf die Aufgabe, eine Rede zu halten.
3. Strebe nach Bewältigung, nicht nach einer meisterhaften Leistung.
4. Sei nicht konkurrenzorientiert und vergleiche Dich nicht mit anderen. Konzentriere Dich auf Deinen eigenen Auftritt.
5. Erkenne, dass niemand perfekt sein kann.
6. Imitiere jemanden, der gut reden kann (...).
7. Mache die Beurteilung Deines Selbstwertes nicht von diesem einmaligen Verhalten abhängig. Übe Deine Rede. (Ebd., S. 94 f.)

Beck und Emery beschreiben verschiedene imaginative Techniken zur Angstreduktion. Eine Technik besteht darin, sich das erwünschte Verhalten detailliert vorzustellen:

In der kognitiven Therapie werden Vorstellungsbilder am häufigsten zum Üben eines angestrebten Zielverhaltens verwendet. Es ist ein Standardverfahren, den Patienten sich jedes neue Verhalten, z. B. zu einem Bewerbungsgespräch zu gehen, und auch vorher vermiedenes Verhalten, wie Freunde anrufen, vorstellen zu lassen. Der Patient stellt sich das erwünschte Verhalten zunächst in der Beratungsstunde und später als Hausaufgabe vor. Dem Patienten wird erklärt, dass er zunächst an einem sicheren Ort üben soll. Er kann dann mögliche Probleme vorhersehen und sich vorbereiten, mit ihnen umzugehen (ebd., S. 72).

Judith S. Beck, die Tochter von Aaron T. Beck, gibt in dem Buch *Praxis der Kognitiven Therapie* (1999) einen Überblick über die verschiedenen kognitiven und verhaltensorientierten Techniken der Kognitiven Therapie. Gestufte Aufgaben können dabei helfen, Ängste schrittweise zu vermindern. Einer Studentin, die starke Angst davor hatte, im Seminar freiwillig etwas zu sagen, wurde von der Therapeutin das folgende schrittweise Vorgehen empfohlen:

- Einem anderen Studenten nach dem Seminar eine Frage stellen,
- Dem Professor nach dem Seminar eine Frage stellen,
- Im Seminar eine Frage stellen,
- Im Seminar eine Frage beantworten,
- Im Seminar meine Meinung zu etwas äußern (ebd., S. 220).

Bei dem Ansatz von Beck wird nicht, wie in der REVT, zwischen gesunden und ungesunden negativen Gefühlen unterschieden; vielmehr wird die Intensität negativer Gefühle auf einer Skala zwischen 0 (keine Belastung) und 100 (extreme Belastung) eingeschätzt.[7] Eine deutliche Verringerung dieser subjektiven Angstwerte wird angestrebt, um Klienten zu ermöglichen, dass sie sich voll und ganz auf die jeweilige aktuelle Aufgabe konzentrieren können.

---

7 Joseph Wolpe (1972) arbeitete als Erster mit dieser Skala zur Einschätzung der subjektiven Angstwerte.

3.2.3 Das Stressimpfungstraining von Donald Meichenbaum

Ellis und Beck entwickelten ihren kognitiven Therapieansatz in der Auseinandersetzung mit der Psychoanalyse. Für Donald Meichenbaum (geb. 1940) war dagegen die lerntheoretisch orientierte Verhaltenstherapie der Ausgangspunkt für seine Untersuchungen. Seit dem Ende der sechziger Jahre beschäftigte er sich mit der Rolle kognitiver Faktoren in der Verhaltenstherapie. In einer Studie zur Behandlung von Prüfungsangst bei Studierenden (Meichenbaum, 1972) konnte er die Wirksamkeit eines Programms nachweisen, das den Klienten half, angstauslösende Gedanken zu erkennen; durch hilfreiche Selbstinstruktionen, Imaginations- und Entspannungsübungen lernten sie dann, die Angst zu bewältigen.

Später entwickelte Meichenbaum (1991) ein *Stressimpfungstraining*, das zur Bewältigung unterschiedlicher belastender Situationen eingesetzt werden kann. Theoretische Grundlage ist ein Konzept, nach dem die Stressreaktion durch Merkmale der Umwelt und des Individuums beeinflusst wird. Die Person bewertet die Situation primär unter dem Gesichtspunkt, ob ihr psychisches Wohlbefinden bedroht ist, und sekundär, ob sie Möglichkeiten zur Bewältigung hat. Wenn eine Leistungssituation als bedrohlich und die Bewältigungsmöglichkeiten als unzureichend eingeschätzt werden, führt dies zu starker Angst. Das Stressimpfungstraining soll eine realistische Einschätzung der Problemsituation fördern, vor allem aber die Bewältigungsfähigkeiten stärken. Meichenbaum unterscheidet drei Phasen des Trainings:

1. In der *Informationsphase* hat der Trainer die Aufgabe, ein Arbeitsbündnis mit den Klienten einzugehen, diagnostische Informationen über deren Probleme mit Stresssituationen zu sammeln und ein Konzept zu vermitteln, das Veränderungsmöglichkeiten deutlich macht.

2. In der *Lern- und Übungsphase* geht es darum, in der Zusammenarbeit mit den Klienten wirksame Bewältigungsstrategien für die jeweiligen Stresssituationen zu erarbeiten und zu üben. *Problembezogene Bewältigungsformen* fördern angemessene Verhaltensweisen zum erfolgreichen Umgang mit der Leistungssituation. Bei Prüfungsangst

können z. B. die folgenden Maßnahmen hilfreich sein: Entwicklung einer Strategie zur Prüfungsvorbereitung, Abwechslung zwischen Arbeits- und Erholungsphasen, Rollenspiele zur Vorbereitung auf eine mündliche Prüfung. *Emotionsbezogene Bewältigungsformen* haben das Ziel, belastende negative Gefühle zu vermindern. Dies kann durch ein Entspannungstraining, aber auch durch kognitive Methoden erreicht werden. In dem von Meichenbaum entwickelten *Selbstinstruktionstraining* lernen die Klienten neue Selbstinstruktionen. Gemeinsam mit den Klienten werden hilfreiche Gedanken für verschiedene Phasen des Umgangs mit der Stresssituation ausgearbeitet. Es folgen einige Beispiele (vgl. Wilken, 2015, S. 37 f.; Meichenbaum, 1991, S. 76 f.):

Vorbereitung auf die stressauslösende Situation: »Was ist als Nächstes zu tun?« »Mach Dir keine Sorgen; sich Sorgen machen, hilft überhaupt nichts.« »Denke lieber nach, was Du tun kannst.«

Konfrontation mit der stressauslösenden Situation: »Du kannst die Situation bewältigen! Eins nach dem anderen.« »Atme tief durch und entspanne Dich.« »Denke nicht an den Stress, sondern an Deine Aufgabe!«

Auseinandersetzung mit dem Gefühl, überwältigt zu werden: »Die Angst ist zwar nicht abzuschalten, aber Du kannst damit umgehen.« »Du kennst diese Angst. Sie geht gleich vorbei, es war schon mal schlimmer.« »Konzentriere Dich auf das Jetzt. Was hast Du zu tun?«

Bewertung der eigenen Anstrengungen und Selbstverstärkung: »Es hat geklappt.« »Du hast es geschafft.« »Prima! Du machst Fortschritte!« »Es hat nicht geklappt. Das ist nicht tragisch.« »Was kann ich aus meinen Versuchen lernen?«

3. *Anwendungsphase:* Das Ziel der dritten Phase des Trainings besteht darin, dass Klienten die neu erlernten Bewältigungsstrategien in schwierigen Situationen anwenden können. Um dies zu ermöglichen, werden sie zunächst mit mäßig starken Belastungen konfrontiert. So wie eine Impfung den Körper anregt, Abwehrkräfte gegen Krankheiten zu entwickeln, sollen abgestufte Übungen helfen, erfolgreich mit Stresssituationen umzugehen.

In Imaginationsübungen spielen Klienten die Bewältigung von Leistungssituationen mit Hilfe der erlernten Techniken durch. In Rollenspielen können neue Verhaltensweisen trainiert werden. Als nächster Schritt werden abgestufte Hausaufgaben vereinbart und die Erfahrungen der Klienten mit diesen Aufgaben in den folgenden Sitzungen besprochen. Besonders wichtig ist die Antizipation von Misserfolgen und Rückschlägen, damit diese nicht zu einer resignativen Haltung führen, sondern bewältigt werden können. Meichenbaum plädiert dafür, auch nach dem Ende eines Trainings weitere Sitzungen in größeren Abständen anzubieten, um positive Veränderungen aufrechtzuerhalten oder neu aufgetretene Probleme zu bearbeiten.

Es gibt überzeugende Belege für die Wirksamkeit des Stressimpfungstrainings und ähnlicher Trainings, in denen kognitive Methoden oft mit Verhaltensübungen und Entspannungstraining kombiniert werden (Grawe et al., 1994; Einsle & Hummel, 2015). Neben vielen anderen psychischen Problemen gehören Prüfungsangst, Sprechangst vor Publikum und Angst bei musikalischen Auftritten zu den Anwendungsgebieten dieser Trainings (Meichenbaum, 1991).

3.3 Paradoxe und humoristische Methoden

Die meisten Methoden der Kognitiven Verhaltenstherapie stellen blockierende negative Gedanken in Frage und helfen den Klienten, realistische und konstruktive Gedanken zu entwickeln. Es gibt aber auch die Möglichkeit, dysfunktionale Überzeugungen zu entkräften, indem man mit humoristisch getönten negativen Übertreibungen arbeitet (Titze & Eschenröder, 1998). Im Zusammenhang mit der Rational-Emotiven Verhaltenstherapie von Ellis habe ich dies bereits erwähnt.

Der in Wien geborene Psychiater Viktor E. Frankl (1905–1997), der Begründer der *Logotherapie*, arbeitete bei Angststörungen vor allem mit der Methode der *paradoxen Intention*. Der Teufelskreis der Erwartungsangst führt dazu, dass Symptome wie Zittern, Schwitzen, Erröten oder Herzrasen, vor denen sich ein Patient besonders fürchtet, wieder auftreten; dadurch werden die Befürchtungen bestätigt. Der Patient soll sich nun ausdrücklich das *wünschen*, wovor er sich fürchtet. Die paradoxe Intention soll möglichst humoristisch formuliert werden, um der Angst den Wind aus den Segeln zu nehmen. Frankl (1985, S. 126 f.) zitiert aus dem Schreiben eines Universitätsassistenten, der die Anwendung der paradoxen Intention bei einem Bewerbungsgespräch schilderte:

> »Ich hatte mich irgendwo vorzustellen, nachdem ich mich um einen Posten beworben hatte, an dem mir sehr gelegen war, da ich dann in der Lage gewesen wäre, Frau und Kinder nachkommen zu lassen nach Kalifornien. Ich war aber sehr nervös und bemühte mich riesig, einen guten Eindruck zu hinterlassen. Wann immer ich aber nervös werde, fangen meine Beine zu zucken an, und zwar in einem Ausmaß, dass es die Anwesenden merken müssen. Und so geschah's auch diesmal. Diesmal aber sagte ich mir: Jetzt werd ich einmal diese Saumuskeln so zwingen zu zucken, dass ich nicht mehr sitzen bleiben kann, sondern aufspringen muss und im Zimmer so lange herumtanzen, bis die Leute glauben, dass ich überg'schnappt bin. Diese Saumuskeln werden heute zucken wie noch nie – heut' gibt's einen Zuckrekord. – Nun, die Muskeln haben während der ganzen Besprechung kein einziges Mal gezuckt, ich hab' den Posten bekommen, und meine Familie wird bald hier in Kalifornien sein.«

Elisabeth Lukas (1980, S. 80), eine Schülerin von Viktor Frankl, beschreibt sehr anschaulich, wie die paradoxe Intention bei Prüfungsangst eingesetzt werden kann:

> Paradoxe Intention bedeutet soviel wie »umgekehrter Wunsch«, der Patient wird nämlich angeleitet, sich genau das zu wünschen, was er in seinen Ängsten und Zwängen so krankhaft fürchtet und von dem er verzweifelt versucht loszukommen. Jedoch das, wovor wir flüchten, holt uns immer ein, und je mehr der Patient gegen seine Ängste ankämpft, desto mehr ist er ihnen ausgeliefert. Wünscht er sich hingegen das Gefürchtete, unterstützt durch humoristische Formeln, die ihm diesen »paradoxen« Wunsch erleichtern, dann – ver-

schwindet die Angst. Das Schwierige ist, den umgekehrten Wunsch zu initiieren, denn wir sind nicht geneigt, das herbeizusehnen, was wir fürchten!

Ein gutes Beispiel sind alle Fälle von Prüfungsangst: Die übermäßige Angst verschlechtert stets das Prüfungsergebnis, weil sie den konzentrierten Denkablauf stört. Der Prüfling versagt durch die Angst vor dem Versagen. Gemäß der paradoxen Intention müsste der Betroffene nun angehalten werden, sich ein möglichst schlechtes Prüfungsergebnis zu wünschen und sich dementsprechend vorzunehmen, bei der Prüfung nur Unrichtiges zu Papier zu bringen. Damit es ein bisschen humoristisch klingt, könnte er bei sich selbst denken, er wolle einen »Durchfall-Rekord« aufstellen insofern, als kein anderer Prüfling mit einer so hohen Fehlerzahl »durchfallen« solle wie er. Eine solche paradoxe Haltung könnte er natürlich nicht ernst nehmen, sie würde ihn höchstens zum Lachen bringen – aber schon darüber lachen zu können, würde ihn emotional freispielen für die höchstmögliche Konzentration in der Prüfung. Durch den paradoxen Wunsch schwindet die Angst, und die Prüfung fällt entsprechend der Leistung aus, weil keine Angst-Blockade das Ergebnis verschlechtert. Wie aber schafft man es, sich vor Angst zitternd schlechte Noten zu wünschen? Man schafft es nur durch die Selbstdistanzierung vom Symptom, und man distanziert sich von seiner Angst, indem man sie auslacht.

Das Grundprinzip dieser Methode zur Angstüberwindung besteht also darin, die jeweiligen Befürchtungen extrem zu übertreiben und sich über die eigenen Ängste lustig zu machen. Erfahrungsgemäß ist diese Methode nicht für alle Personen gut geeignet. Wer sich aber dadurch angesprochen fühlt, kann damit in relativ kurzer Zeit deutliche positive Erfahrungen machen.

3.4 Klopfmethoden (Energetische Psychotherapie)

Manchmal führen das therapeutische Gespräch und die Anwendung kognitiver, imaginativer und verhaltensorientierter Methoden relativ schnell zu einer bedeutsamen Verminderung von dysfunktionalen negativen Gefühlen und heftigen körperlichen Reaktionen. In anderen Fällen reicht dies nicht aus, und es ist sinnvoll, gezielt Entspannungsmethoden einzuüben, wie dies auch beim Stressimpfungstraining geschieht. Häufig angewandte Entspannungsmethoden sind das Autogene Training (Brenner, 2002a) und die Progressive Muskelrelaxation (Brenner, 2002b).

Methoden der *Energetischen Psychotherapie* bzw. *Klopfmethoden* (Bohne, 2010a; Eschenröder & Wilhelm-Gößling, 2012) sind ebenfalls sehr wirksam, um Übererregung zu reduzieren. Es gibt verschiedene Ansätze, die aber viele Gemeinsamkeiten haben. Das therapeutische Vorgehen enthält im Allgemeinen die folgenden Elemente:

1. Der Klient konzentriert sich auf eine belastende vergangene oder zukünftige Situation und spürt die dadurch ausgelösten Gefühle und Körperempfindungen. Die Intensität der negativen Gefühle schätzt er auf einer 0–10-Skala ein.
2. Der Klient spricht einen selbstakzeptierenden Satz aus, während er eine Stelle unterhalb des Schlüsselbeins sanft reibt oder einen Akupunkturpunkt beklopft. Bei Redeangst könnte so ein Satz z. B. lauten: »Auch wenn ich starke Angst vor dem nächsten Referat habe, akzeptiere ich mich voll und ganz so, wie ich bin.« oder »Auch wenn das letzte Referat ganz schlecht gewesen ist, behandle ich mich jetzt freundlich und ermutigend.«
3. Während der Klient an die belastende Situation denkt, stimuliert er eine Reihe von sensiblen Punkten der Körperoberfläche (zumeist Akupunkturpunkte; s. dazu die Abbildungen in Kapitel 5.4) durch Beklopfen, Massieren oder Berühren. Nach den Klopfsequenzen werden die dabei auftretenden Gedanken und Gefühle erfragt und der Belastungsgrad erneut eingeschätzt. Klienten berichten oft, dass

die Belastung geringer wird und dass sie sich entspannter fühlen. Belastende Vorstellungen werden so oft mit Klopfsequenzen behandelt, bis die emotionale Belastung verschwunden oder deutlich reduziert ist. Bei Leistungssituationen wird meistens nicht ein Zustand völliger Entspannung angestrebt; viele Klienten empfinden ein gewisses Ausmaß an Aufregung als normal oder als hilfreich.
In vielen Fällen ist es wichtig, sich nacheinander auf unterschiedliche Aspekte eines Problems zu konzentrieren, um dauerhafte Erfolge zu erzielen (z. B. extreme Aufregung bei einem früheren Referat; kritische Fragen, die der Student nicht beantworten konnte; Unsicherheit bei der Vorbereitung; Erwartungsangst vor dem nächsten Referat).
4. Nach dem Abklingen blockierender negativer Gefühle werden positive Gedanken und Vorstellungen ausgearbeitet und verankert, indem sie wiederholt mit angenehmen Stimulierungen gekoppelt werden.
5. Die Klienten werden dazu angeregt, wirksame Techniken im Alltag entweder regelmäßig oder zur Vorbereitung auf kritische Situationen anzuwenden. Es gibt Selbsthilfebücher mit Anleitungen zur Anwendung der Klopftechniken (z. B. Bohne, 2010 b; Gallo & Vincenzi, 2010).

Einige Autoren erklären die Wirksamkeit der Klopfmethoden mit Konzepten der Traditionellen Chinesischen Medizin (Gallo, 2000; Gallo & Vincenzi, 2010). Sie nehmen an, dass belastende Erlebnisse zu einer Störung im körpereigenen Energiesystem führen. Wenn die betroffene Person an diese Erlebnisse denkt und gleichzeitig eine Reihe von Akupunkturpunkten beklopft, werden diese Störungen aufgelöst und der normale Energiefluss wird wiederhergestellt. Dies ist verbunden mit der Verminderung oder dem völligen Verschwinden belastender Symptome. Es gibt aber auch andere Erklärungen, die wissenschaftlich besser überprüfbar sind. Durch das Beklopfen von bestimmten Punkten der Körperoberfläche werden Nervenimpulse in das Gehirn geleitet, die eine beruhigende Wirkung haben und dadurch die gleichzeitig aktivierten negativen Emotionen hemmen. Auch die gedankliche Neubewertung der kritischen Situationen trägt zu der Wirkung der Klopfmethoden bei (vgl. Eschenröder, 2018; Pfeiffer, 2018). Bei Leistungsangst ist es in manchen Fällen sinnvoll, dies auch mit Verhaltensübungen und einer Beratung über wirksame Lern- und Vorbereitungsmethoden zu koppeln.

In verschiedenen Untersuchungen wurde gezeigt, dass Klopfmethoden Prüfungsangst (Sezgin & Özcan, 2009) und Redeangst (Schoninger & Hartung, 2010; Jones et al., 2011) wirksam reduzieren können. In einer Fallskizze habe ich die Kurztherapie eines Referendars mit starker Angst vor Unterrichtsbesuchen beschrieben (Eschenröder, 2012 b). Die folgende Falldarstellung beschreibt die Behandlung einer Referendarin mit extremer Angst vor der Abschlussprüfung (Eschenröder, 2014 a, S. 151 f.):

»*Die Referendarin Frau V. kam auf Empfehlung ihres Mentors zu mir. Ihre letzte mündliche Prüfung war um drei Wochen verschoben worden, da sie sich am Tag der Prüfung krankgemeldet hatte. Sie sei morgens zusammengebrochen, ihr Blutdruck sei abgesackt und sie habe überhaupt nichts mehr gewusst. Vorher habe sie extrem viel gelernt und sich stark unter Druck gesetzt, damit sie auf jede Frage möglichst wie aus der Pistole geschossen antworten könne. Als Hintergrund für diese starke Angst schilderte sie eine frühere Prüfung, bei der sie eine Blockade bekommen habe; sie wäre beinahe gescheitert und habe gerade noch eine Vier bekommen. Da der Prüfer sehr viel von ihr gehalten habe, sei ihr dieses Versagen besonders peinlich gewesen.*

Ich besprach mit ihr, dass es sinnvoll wäre, zunächst die emotionale Belastung zu vermindern, die sie bei der Erinnerung an die frühere Prüfung noch deutlich spürte. Anschließend sollten dann die Angst vor der bevorstehenden Prüfung reduziert und hilfreiche Gedanken verankert werden. Die Patientin fand dieses Vorgehen einleuchtend.

Da sich Frau V. das schlechte Abschneiden bei der früheren Prüfung übel nahm, wurde zunächst die Selbstakzeptanzübung durchgeführt. Sie fand den Satz hilfreich: »Auch wenn es mir sehr peinlich ist, dass ich bei die-

ser Prüfung versagt habe, möchte ich mich jetzt freundlich und liebevoll behandeln.« Das wiederholte Aussprechen dieses Satzes wurde mit dem Klopfen des Handkantenpunktes gekoppelt. Anschließend beklopfte die Patientin die Standardbehandlungspunkte (vgl. Abbildung S. 88), während sie an die vergangene Prüfung und die dadurch ausgelösten Selbstzweifel dachte. Nach vier Klopfsequenzen stellte sie fest, dass sie deutlich ruhiger geworden war. Ich riet ihr eindringlich, bis zur nächsten Sitzung nicht länger als zwei Stunden täglich zu lernen, da sie sich ja schon sehr gründlich mit dem Prüfungsstoff beschäftigt hatte. Beim Auftreten von Prüfungsangst sollte sie die Selbstakzeptanzübung und die Klopfsequenzen erneut durchführen.
In der zweiten Sitzung berichtete Frau V., es sei ihr relativ gut gegangen und sie habe bei Angst die Klopfübungen gemacht. Der Gedanke an die bevorstehende Prüfung löste noch mittelstarke Angst aus. Durch die Selbstakzeptanzübung und die Klopfübungen konnte diese Angst noch weiter reduziert werden. Mit einem Wert von 3 auf der 0–10-Skala der emotionalen Belastung war die Patientin zufrieden, da ja »etwas Aufregung ganz normal ist«. Nun besprach ich mit ihr, welche innere Einstellung hilfreich wäre, um die Prüfungssituation gut zu bewältigen. Ein hilfreicher Gedanke war: »Ich nehme mir bei Fragen Zeit zum Überlegen und konzentriere mich.« Ein weiterer konstruktiver Gedanke, den wir erarbeiteten, lautete: »Ich gehe mit Ruhe und Zuversicht in die Prüfung. Auch wenn ich etwas nicht weiß, ist das nicht schlimm.« Beide Sätze wurden mit dem Beklopfen eines Behandlungspunkts gekoppelt, den die Patientin als besonders angenehm empfand. Zum Abschluss der Sitzung besprachen wir, wie sie die gelernten Techniken bis zum Prüfung einsetzen konnte: Wenn sie sich durch Angst beeinträchtigt fühlte, sollte sie das »gesamte Programm« durchführen, ansonsten nur die Verankerung der hilfreichen Gedanken.
Kurz nach der Prüfung meldete sich die Patientin telefonisch und bedankte sich. Sie hatte die Prüfung mit einer Zwei bestanden und sie sei nur »normal aufgeregt« gewesen. Offensichtlich war es in diesem Fall gelungen, den Teufelskreis von katastrophisierenden Gedanken, Selbstzweifeln, Angst und heftigen körperlichen Reaktionen zu durchbrechen.

Sowohl die kognitive Umstrukturierung als auch die Verminderung des überhöhten Erregungsniveaus durch die Klopfsequenzen hatten Frau V. geholfen, eine für ihr weiteres berufliches Leben entscheidend wichtige Prüfungssituation zu bewältigen.

Auch der folgende Fall zeigt sehr deutlich die Wirkung des Klopfens bei Prüfungsangst. Anja Freiwald beschreibt die Beratung einer Studentin, die zum Lerncoaching kam, nachdem sie zweimal in einer Prüfung durchgefallen war und vor dem dritten und letzten Versuch unter heftiger Versagensangst litt. Sie arbeitete mit einer Klopfmethode, die *Emotional Freedom Techniques (EFT)* genannt wird (Freiwald & Hillis, 2018, S. 646):

»*Zu Beginn der Selbstbehandlung wird die Ratsuchende aufgefordert, sich gedanklich mit ihrer Klausur zu beschäftigen und dabei auf aufkommende Gefühle oder/und Körperreaktionen zu achten. In dem Fall spürt Frau S. sehr schnell ihre Angst zu versagen. Auf Nachfrage kann sie einen starken Druck in der Magengegend wahrnehmen und ihr wird leicht übel. Die Autorin lässt diese Angst auf einer Skala von eins bis zehn von der Klientin einordnen, um sie damit messbar zu machen. Frau S. schätzt ihre Versagensangst auf der Werteskala zu dem Zeitpunkt auf eine 9,5 ein. Daraufhin wird die Studentin dazu angeleitet, sich selbst an unterschiedlichen Energiepunkten am Körper zu klopfen (tappen), während sie dabei immer wieder ihre Ängste verbalisiert. Nach mehreren Klopfrunden, in denen unterschiedliche Aspekte ihrer Ängste wiederholt ausgesprochen werden, wie »ich habe Angst, wieder durchzufallen«, »ich habe Angst, dass ich die Aufgaben nicht lösen kann«, »ich habe Sorge, dass ich die Aufgaben nicht in der Zeit lösen kann«, »mir ist es so peinlich, dass ich durchgefallen bin« sowie »ich bin so enttäuscht von mir selbst«, und Frau S. keinen Druck mehr im Magen spürt, wird die Angst erneut auf der Skala eingeordnet. Nach der anfänglichen 9,5 auf der Werteskala wird die Angst nun nur noch auf zwei bis drei eingeschätzt. Der Klientin geht es sichtbar besser, sie sitzt entspannt in ihrem Stuhl und sagt, dass sie nun nur noch wenig Angst vor dem Dritt-*

versuch verspüre, vielmehr überwiege jetzt das Gefühl »ich kann das schaffen«. (...)
Einen Tag vor der Prüfung kommt Frau S. noch einmal in die Beratung, um vor der Prüfung zu »klopfen«. Sie besteht ihren Drittversuch und resümiert beim Abschlussgespräch » Rückblickend bin ich fast froh, dass mir das alles passiert ist. Ich habe so viel über mich und meinen Körper gelernt und kann jetzt ganz anders mit Fehlschlägen umgehen als früher.« (Ebd., S. 646)

Bei den Klopfmethoden arbeitet man also auf zwei Ebenen: Auf der körperlichen Ebene führen die Berührungen zu einer Verminderung des Erregungsniveaus und auf der geistigen Ebene werden selbstabwertende und pessimistische Gedanken durch akzeptierende und realistisch-positive Gedanken ersetzt. Eine ausführliche Anleitung zur Anwendung der Klopfmethoden und der Methoden zur gedanklichen Neubewertung wird im 5. Kapitel gegeben.

3.5 Zusammenfassung

Es gibt unterschiedliche therapeutische Ansätze, die sich mit der Behandlung von Leistungsängsten beschäftigen und über bedeutsame Erfolge berichten.

Die lerntheoretisch orientierte Verhaltenstherapie betrachtet ungünstig verlaufende Konditionierungsprozesse als Ursache dieser Ängste; die Methode der systematischen Desensibilisierung hilft dabei, Angstreaktionen allmählich abzuschwächen.

Die Kognitive Verhaltenstherapie betont stärker die Bedeutung von negativen Denkweisen für die Entstehung von Ängsten. Im therapeutischen Gespräch werden negative Gedanken überprüft und in Frage gestellt und konstruktive Alternativen entwickelt. Imaginationsübungen, Rollenspiele und abgestufte Aufgaben helfen den betroffenen Personen bei der Umsetzung der neu erworbenen Einstellungen in schwierigen Leistungssituationen.

Der Teufelskreis der Angst kann auch durchbrochen werden, wenn es gelingt, sich über die eigenen Ängste lustig zu machen. Die Methode der paradoxen Intention arbeitet daher mit humoristisch getönten Übertreibungen.

Die Klopfmethoden kombinieren Veränderungen auf der gedanklichen und der körperlichen Ebene: Belastende Emotionen werden in der Vorstellung aktiviert und durch selbstakzeptierende Gedanken und Berührungen (vor allem durch die Stimulierung von Akupunkturpunkten) dauerhaft abgeschwächt. Hilfreiche Gedanken und Vorstellungen werden ausgearbeitet und können durch die Kombination mit angenehmen Berührungen gestärkt werden; dadurch wird es leichter, sie in kritischen Leistungssituationen abzurufen.

4 Wirksame Vorbereitung auf Leistungssituationen

In diesem Kapitel geht es zunächst darum, dass Sie die Motivation abklären, ob Sie sich einer Leistungssituation zu einem bestimmten Zeitpunkt stellen wollen, ob es sinnvoll ist, diese Aufgabe zu verschieben oder darauf zu verzichten. Wenn Sie sich dafür entscheiden, die Herausforderung anzunehmen, ist es wichtig, die eigenen Ziele konkret und positiv zu formulieren.

Die danach folgenden Abschnitte enthalten Hinweise zur inhaltlichen Vorbereitung auf Prüfungen, auf Vorträge und auf Bewerbungsgespräche. Einige dieser Ratschläge lassen sich sinngemäß auch auf andere Leistungssituationen, z. B. musikalische Auftritte, sportliche Wettbewerbe oder Gespräche mit Autoritätspersonen übertragen. Wenn Sie sich gründlich über die Anforderungen einer Leistungssituation informieren, ist es möglich, sich zielgerichtet darauf vorzubereiten. Durch eine sorgfältige Vorbereitung können Gefühle von Unsicherheit und Angst reduziert werden und die Zuversicht wächst, dass Sie erfolgreich mit den Herausforderungen der Situation umgehen können.

4.1 Abklärung der Motivation und Entwicklung positiver Zielvorstellungen

In der Schule, im Studium, in Ausbildungen und Weiterbildungen ist man oft mit Prüfungen konfrontiert, die darüber entscheiden, welche beruflichen Möglichkeiten einem offenstehen. Oder man hat die Aufgabe, ein Referat zu halten, ein Projekt oder ein Produkt vorzustellen. Es kann auch sein, dass die Initiative von Ihnen ausgeht: Vielleicht haben Sie den Wunsch, sich beruflich weiterzuentwickeln, ein Thema, das Ihnen am Herzen liegt, anderen Menschen zu vermitteln oder bei einer Familienfeier eine kurze Rede zu halten.

Wenn diese oder andere Aufgaben, bei denen Sie im Mittelpunkt stehen, für Sie eine Herausforderung darstellen, dann lohnt es sich, zunächst die Motivation abzuklären: Wollen Sie sich dieser Herausforderung stellen und sie erfolgreich bewältigen? Die folgenden Fragen sollen Sie anregen, darüber nachzudenken.

Übung: Abklärung der Motivation

Um welche Aufgabe handelt es sich?

Welche Vorteile hat es, wenn ich diese Aufgabe erfolgreich bewältige?

Welche Nachteile hat es, wenn ich dies nicht tue?

Was ist nötig, um mich auf diese Aufgabe vorzubereiten? Wie groß ist der zeitliche und finanzielle Aufwand? Worauf müsste ich verzichten?

Gibt es etwas, was mich davon abhält, mich dieser Herausforderung zu stellen?

Wenn Sie über diese Fragen nachdenken und sich ehrliche Antworten geben, haben Sie eine gute Grundlage für Ihre Entscheidung.

Ein klares Ja: Sie sind entschlossen, die Herausforderung anzunehmen, und können sagen: »Ich will diese Prüfung machen«, »Ich werde diesen Vortrag halten« oder »Ich werde diese Aufgabe anpacken«. Mit welchen Gefühlen ist es verbunden, wenn Sie einen entsprechenden Satz aussprechen, der auf Ihre Aufgabe bezogen ist? Entschlossenheit und Vorfreude? Gemischte Gefühle? Oder überwiegend Selbstzweifel, Angst und Unbehagen? Wenn vorwiegend negative Gefühle auftreten, so finden Sie im fünften Kapitel wirksame Selbsthilfemethoden, um diese blockierenden Emotionen abzuschwächen oder aufzulösen.

Vielleicht oder *noch nicht:* Es kann wichtige Gründe geben, dass Sie in manchen Fällen noch keine klare Entscheidung treffen können. Wenn Sie nicht abschätzen können, wie schnell Sie mit dem Lernen für eine Prüfung vorankommen, ist es sinnvoll, zunächst Erfahrungen mit dem Lernstoff zu sammeln; anschließend können Sie besser entscheiden, ob eine Verschiebung des Prüfungstermins notwendig ist. Auch bei anderen Aufgaben (z. B. Vorbereitung eines Vortrags) kann eine Bedenkzeit wichtig sein, um den Umfang der Arbeit abzuschätzen. Haben Sie genügend Zeit und Energie für die Vorbereitung, oder sind andere Verpflichtungen und Interessen für Sie bedeutsamer? Sobald Sie genügend Erfahrungen gesammelt haben, sollten Sie eine Entscheidung für oder gegen die Aufgabe treffen.

Nein: Beim Nachdenken über die oben genannten Fragen ist ein mögliches Ergebnis, dass Sie sich einer Aufgabe nicht stellen wollen. Wenn Sie merken, dass ein Studium oder eine Ausbildung nicht Ihren Fähigkeiten und Interessen entspricht, dann wäre es nicht sinnvoll, einfach weiterzumachen. Es erfordert oft viel Mut, einen Schlussstrich zu ziehen und sich neu zu orientieren. Wenn Sie feststellen, dass eine Aufgabe Sie eindeutig überfordert, ist es eine gute Entscheidung, diese Herausforderung nicht anzunehmen.

Sofern Sie sich dafür entschieden haben, sich einer Herausforderung zu stellen, dann ist es hilfreich, eine *positiv-realistische Zielvorstellung* zu entwickeln. Mit dem Ausdruck »positiv-realistisch« ist gemeint, dass Sie sich keine extrem hohen Ziele setzen, die nach Ihren bisherigen Erfahrungen kaum erreichbar sind. Vorsätze wie: »Ich werde bei der Prüfung alle Fragen richtig beantworten« oder »Ich werde meinen Vortrag überzeugend und fehlerfrei halten und die Zuhörer begeistern« sind riskant, denn ein einziger Fehler kann Sie dann verunsichern. Außerdem haben Sie keine Kontrolle über die Reaktion der Zuhörer; auch nach einem Vortrag mit den überzeugendsten Argumenten kann es sein, dass Zuhörer kritisch oder ablehnend reagieren. Daher ist es in den meisten Fällen günstiger, auch die Bewältigung von Fehlern und Schwierigkeiten in die Zielvorstellung einzubauen, z. B. »Ich gehe konzentriert und mit Zuversicht in die Prüfung. Wenn ich eine Frage nicht beantworten kann, ist das ganz normal. Ich arbeite in Ruhe weiter an den anderen Aufgaben.« Bei einem Vortrag könnte die Zielvorstellung lauten: »Ich werde meine Argumente überzeugend und selbstsicher vortragen. Wenn ich mich verspreche, korrigiere ich mich und rede weiter. Ich bereite mich gründlich auf mögliche Einwände und Kritik vor.«

Übung: Entwicklung einer positiv-realistischen Zielvorstellung

Mit welcher inneren Einstellung und mit welchen Gefühlen möchte ich an die Aufgabe herangehen?

____

____

____

____

Wie kann ich auf eine angemessene Art mit Fehlern und Schwierigkeiten umgehen?

____

____

____

____

Welche positiven Konsequenzen hat es, wenn ich diese Aufgabe erfolgreich löse? Wie kann ich mich dafür belohnen?

____

____

____

____

Sofern die Beschäftigung mit diesen Fragen bei Ihnen Zuversicht und gute Gefühle auslöst, können Sie mit der Vorbereitung für die Aufgabe beginnen. Wenn Sie unsicher sind, ambivalente oder belastende Gefühle spüren, dann empfehle ich Ihnen, zunächst den für Sie relevanten Abschnitt über die Vorbereitung auf eine Leistungssituation und das fünfte Kapitel mit dem Selbsthilfeprogramm zur Überwindung von Leistungsangst zu lesen. Wahrscheinlich wird es Ihnen dann besser gelingen, stimmige Antworten auf die oben genannten Fragen zu finden.

4.2 Vorbereitung auf Prüfungen

Ich möchte Ihnen in diesem Abschnitt einige Anregungen für eine effektive Vorbereitung auf Prüfungen geben. Zunächst geht es um die sorgfältige Planung der Vorbereitung. Es folgen einige Überlegungen, wie Sie sich für die Arbeit motivieren und einen guten Ausgleich zwischen Arbeit und Freizeit finden können. Weiterhin beschreibe ich einige wirksame Methoden, die das Lernen deutlich erleichtern.

4.2.1 Planung der Vorbereitung

Informationen über die Prüfungsanforderungen sammeln. Für die Prüfungsvorbereitung ist es entscheidend wichtig, dass Sie wissen, was in der Prüfung verlangt wird. Es gibt verschiedene Möglichkeiten, um sich die notwendigen Informationen zu beschaffen:

- Informieren Sie sich über die formalen Voraussetzungen für die Zulassung zur Prüfung und die Prüfungsordnung.
- Aufschlussreicher sind meistens Gespräche mit dem Prüfer oder den Dozenten, die Sie auf die Prüfung vorbereiten. Fragen Sie nach, was in der Prüfung verlangt wird und welche Literatur Sie lesen sollten. Bei manchen mündlichen Prüfungen kann man ein Spezialgebiet auswählen, über das man referiert und zu dem man befragt wird. Es ist sinnvoll, dass Sie sich vor dem Gespräch mit dem Prüfer überlegen, welches Thema Sie aus welchen Gründen besonders interessiert.

- Manchmal gibt es offizielle oder inoffizielle Kataloge mit Prüfungsfragen und Antworten, die Sie zur Vorbereitung nutzen können.
- Befragen Sie die Personen, die die Prüfung bereits bestanden haben, welche Fragen der Prüfer stellte und worauf er besonderen Wert legte.
- Welche Themen behandelte der Prüfer im Unterricht oder in Vorlesungen besonders gründlich? Eventuell können Sie daraus ableiten, welche Wissensgebiete in der Prüfung eine wichtige Rolle spielen.
- Wenn es möglich ist, an mündlichen oder praktischen Prüfungen Ihres Fachgebiets teilzunehmen, dann sollten Sie diese Gelegenheit nutzen. Notieren Sie sich anschließend alle Fragen, an die Sie sich erinnern können; besonders wichtig sind natürlich die Fragen, auf die Sie keine richtige Antwort gewusst hätten. Meistens vermindert es die Angst, wenn Sie mit der Prüfungssituation bereits vertraut sind.

Langfristige Planung. Eine langfristige Planung für Prüfungen ist notwendig, wenn der Prüfungsstoff sehr umfangreich ist oder wenn mehrere Prüfungen kurz hintereinander stattfinden. Auch wenn Sie noch viel Zeit haben, ist eine Planung der Prüfungsvorbereitungen wichtig. Es besteht sonst die Gefahr, dass Sie zunächst Zeit vertrödeln und dann unter Zeitdruck geraten. Nicht immer ist es leicht einzuschätzen, wie lange Sie für das Erarbeiten eines bestimmten Prüfungsgebietes brauchen. In diesem Fall sollten Sie einen vorläufigen Zeitplan aufstellen und ihn dann aufgrund Ihrer Erfahrungen korrigieren.

Bei jeder langfristigen Planung sollten Sie beachten: Sie sind voraussichtlich nicht an jedem Tag gleich leistungsfähig. Außerdem kann es unvorhersehbare Störungen geben wie eine Krankheit, einen Unfall, einen unerwarteten Besuch, Probleme mit dem Computer oder notwendige Reparaturen in der Wohnung. Daher ist es wichtig, genügend Zeitreserven für mögliche Verzögerungen einzuplanen.

Achten Sie bei Ihrer Planung darauf, dass Sie rechtzeitig alle Zwischenschritte erledigen, die eine Voraussetzung für die Prüfung darstellen: Anmeldung zur Prüfung, Vorgespräche mit dem Prüfer oder dem Dozenten führen, fehlende Leistungsnachweise besorgen, notwendiges Arbeitsmaterial beschaffen. Wenn Sie sich in einer Gruppe auf die Prüfung vorbereiten wollen, dann sollten Sie sich rechtzeitig darum kümmern, Anschluss an eine bestehende Gruppe zu finden oder eine neue Gruppe zu gründen. Auch eine Lernpartnerschaft mit einer zweiten Person kann hilfreich sein.

Bei einer guten Zeiteinteilung brauchen Sie in der letzten Woche vor einer wichtigen Prüfung nichts Neues mehr zu lernen. Sie haben dann Zeit, das bereits Gelernte aufzufrischen und zu wiederholen. Überlegen Sie, was Sie für die Prüfung brauchen, damit Sie alles bereit haben (z. B. passende Kleidung, Stichwortzettel, Arbeitsmaterial, Verpflegung für Wartezeiten und für längere schriftliche Prüfungen).

Im Allgemeinen ist es gut, die inhaltliche Vorbereitung für die Prüfung am Nachmittag vor dem Prüfungstermin zu beenden und am Abend etwas Entspannendes oder Unterhaltsames zu unternehmen. Wahrscheinlich tut es Ihnen auch gut, eine oder mehrere der Methoden anzuwenden, die im fünften Kapitel beschrieben werden, um sich zu entspannen und sich positiv auf die Prüfung einzustimmen.

Kurzfristige Planung. Dafür gibt verschiedene Möglichkeiten:

- Sie schreiben eine Aufgabenliste. Was Sie erledigt haben, wird abgehakt.
- Sie erstellen Tagespläne oder Wochenpläne. In diese Pläne tragen Sie zunächst alle festen Termine ein (z. B. Arbeitszeiten, Lehrveranstaltungen, Treffen der Lerngruppe). Außerdem planen Sie die Zeiten für die Prüfungsvorbereitung, für andere Aufgaben und für die Freizeit. Setzen Sie Prioritäten, wenn eine Aufgabe zu einem bestimmten Zeitpunkt erledigt sein muss.

Dazu möchte ich Ihnen folgende Übung vorschlagen: Erstellen Sie einen Wochenplan und schätzen Sie ein, wie weit Sie mit der Prüfungsvorbereitung kommen werden (z. B. Durcharbeiten der ersten drei Kapitel eines Lehrbuchs). Auf einem zweiten Wochenplan protokollieren Sie, was Sie zu welcher Zeit tatsächlich gemacht haben. Durch den Vergleich zwischen Plan und Protokoll erkennen Sie, ob es Ihnen gelungen ist, Ihre Ziele vollständig oder weitgehend zu erreichen.

Uhrzeit	Montag	Dienstag	Mittwoch	Donnerstag	Freitag	Samstag	Sonntag
6:00							
7:00							
8:00							
9:00							
10:00							
11:00							
12:00							
13:00							
14:00							
15:00							
16:00							
17:00							
18:00							
19:00							
20:00							
21:00							
22:00							
23:00							
24:00							

Wochenplan

Vielleicht stellen Sie aber auch fest, dass es Ihnen nicht gelungen ist, Ihre Vorsätze zu verwirklichen. Der Zweck jeder Planung und auch des Vergleichs zwischen Planung und tatsächlichem Verhalten ist es, einen geeigneten Weg zum Erreichen Ihrer Ziele zu finden. Wenn es Ihnen nicht gelingt, einen Plan einzuhalten, sind nicht Selbstvorwürfe hilfreich, sondern eine nüchterne Analyse. Die folgenden Fragen geben dazu einige Anregungen:

- Habe ich unrealistisch viel von mir verlangt und nicht berücksichtigt, dass konzentrierte Arbeit nur zeitlich begrenzt möglich ist?
- Habe ich es versäumt, genügend Zeit für alltägliche Tätigkeiten wie Fahrten, Einkaufen, Essen, Gespräche mit anderen Menschen, Freizeitaktivitäten und Erholungspausen einzuplanen?
- Gibt es Aktivitäten, auf die ich während der Prüfungsvorbereitung verzichten kann oder die ich zeitlich einschränken kann und will?
- Was will ich verändern, um die Diskrepanz zwischen Planung und tatsächlichem Verhalten deutlich zu verringern?

Es könnte z. B. sein, dass Sie sehr viel Zeit mit Surfen im Internet oder Telefonieren verbringen, statt gezielt für ein Prüfungsthema zu recherchieren. Verschieben Sie angenehme Aktivitäten auf die Freizeit. Oder Sie stellen fest, dass Sie in der Lerngruppe oder mit Ihrem Lernpartner zu lange über verschiedene Themen geplaudert haben und nicht genug Zeit für die wesentlichen Aufgaben hatten. Aus der »Diagnose« über die Schwierigkeiten bei der Prüfungsvorbereitung können Sie dann eine wirksame »Therapie« ableiten. Wenn Sie sich bei der Arbeit am PC leicht ablenken lassen, könnte Ihr neues Motto lauten: »Während der Arbeitszeit bleibe ich beim Thema. Danach kann ich mich belohnen und das tun, was mir Spaß macht.«

4.2.2 Entwickeln und Aufrechterhalten einer positiven Motivation

Helga Knigge-Illner plädiert aufgrund ihrer langjährigen Erfahrung in der Beratung von Studierenden für eine *kämpferische Motivation*, um sich auf das positive Ziel einer bestandenen Prüfung einzustimmen:

> Für ein persönlich wichtiges Ziel lohnt es sich zu kämpfen. Um sich dem Ungewissen und den Gefahren der Situation zu stellen, braucht es den »vollen Einsatz«. (…)
> Eine kämpferische Motivation erfordert auch, »der Gefahr ins Auge zu schauen«. Das verlangt standzuhalten und Fluchtimpulse zu unterdrücken. Sie haben es dabei mit einem Konflikt zwischen Annäherung und Vermeidung zu tun! Je näher der Prüfungstermin heranrückt, umso vehementer werden Sie die gegensätzlichen Tendenzen verspüren. Eine Lösung des Konflikts wird nur dadurch möglich sein, dass Sie sich selbst bestärken in dem erklärten Willen, die Prüfung auf jeden Fall zu machen (Knigge-Illner, 2010, S. 49).

Betrachten Sie die Prüfung als ein Projekt, das Ihnen Gelegenheit gibt, Ihr Wissen zu erweitern, Hindernisse zu überwinden und Ihre fachlichen Fähigkeiten zu zeigen. Das gelingt natürlich am besten, wenn Sie ein eigenständiges Interesse an den Prüfungsthemen haben. Dies wird auch als *intrinsische Motivation* bezeichnet. Wenn der gesamte Lernstoff für eine bestimmte Prüfung oder Teile davon Sie nicht interessieren, ist es schwieriger, sich zu motivieren. Machen Sie sich in diesem Fall immer wieder klar, aus welchen Gründen Sie die Prüfung bestehen wollen. Wichtige Ziele könnten z. B. sein: »Nach dem Abschluss des Studiums kann ich mich endlich der Praxis zuwenden« oder »Nach der bestandenen Prüfung habe ich bessere berufliche Chancen und Verdienstmöglichkeiten.«

Auch wenn das Lernen für eine Prüfung nicht immer angenehm ist, gibt es einige Möglichkeiten, um sich die Arbeit etwas leichter zu machen und dadurch eine positive Motivation zu fördern.

Gestaltung des Arbeitsplatzes. Gestalten Sie den Arbeitsplatz für das Lernen so, dass Sie ihn als angenehm empfinden und dass er die Konzentration auf das Lernen fördert. Die Literatur und die Hilfsmittel, die Sie zum Lernen brauchen, sollten leicht erreichbar sein, sodass Sie nicht lange suchen müssen. Manche Menschen bevorzugen eine strikte Trennung zwischen Arbeit und Freizeit und achten darauf, dass sich am Arbeitsplatz nur Arbeitsmaterial befindet. Andere finden es dagegen förderlich, wenn der Arbeitsraum ansprechend gestaltet und mit Blumen und schönen Gegenständen ausgestattet ist. Auch leise Hintergrundmusik oder ein angenehmer Duft wirken auf manche Menschen inspirierend. Wichtig ist, dass Sie herausfinden, ob eine eher spartanische oder eine ästhetisch ansprechende Atmosphäre Sie zum Lernen anregt.

Wenn Sie zu Hause keine guten Arbeitsbedingungen haben, weil sie zu oft gestört oder abgelenkt werden, kann es auch sinnvoll sein, an einem anderen Ort zu lernen, z. B. in einer Bibliothek.

Entwickeln eines regelmäßigen Arbeitsrhythmus. Wann fühlen Sie sich im Verlauf eines Tages besonders frisch und wach? Sofern Sie Ihre Zeit frei einteilen können, ist es sinnvoll, regelmäßig zu diesen Zeiten zu lernen. Es ist hilfreich, einen regelmäßigen Tagesrhythmus zu entwickeln und in Wochenplänen oder Tagesplänen zu notieren, wann Sie für die Prüfung lernen können und wollen. Wenn es Ihnen schwerfällt anzufangen und Sie die Tendenz zum Aufschieben der anstehenden Aufgaben verspüren, dann kann es nützlich sein, eine Übung zur Einstimmung auf die Arbeit zu machen (vgl. Abschnitt 5.5).

In Zeiten, in denen Sie sich weniger leistungsfähig fühlen, können Sie entweder eine Pause machen oder weniger anspruchsvolle Arbeiten ausführen wie Beschriften von Karteikarten oder Korrekturlesen von bereits ausgearbeiteten Texten. Gönnen Sie sich nach jedem Lernabschnitt eine kleine Pause. Oft tut es gut, das Arbeitszimmer zu verlassen, sich etwas zu bewegen oder eine Kleinigkeit zu essen oder zu trinken. Danach gelingt es meist besser, sich wieder auf die Arbeit zu konzentrieren.

Lernen und Freizeit. Es gibt Prüfungskandidaten, die versuchen, sich ganz auf das Lernen zu konzentrieren und auf alle Freizeitaktivitäten zu verzichten. Das kann für einige Tage gut gehen. Sofern man aber mehrere Wochen oder Monate für ein Examen lernt, ist dies keine sinnvolle Lernstrategie. Ein solches Überengagement kann vielmehr zu Unlust und Konzentrationsstörungen führen.

Manchmal ist es nötig, sportliche Aktivitäten, Hobbys und Treffen mit Freunden und Bekannten zugunsten der Prüfungsvorbereitungen einzuschränken. Für Ihre langfristige Zufriedenheit und Arbeitsfähigkeit ist es aber wichtig, dass Sie einen Ausgleich zum Lernen haben und abschalten können. Manchmal kommt es sogar vor, dass gute Ideen für die Lösung eines schwierigen Problems nicht bei angestrengtem Nachdenken, sondern in einer entspannten Situation auftauchen.

Den Überblick behalten. Bei einem umfangreichen Wissensgebiet ist es oft nicht möglich und auch nicht nötig, alle Details zu kennen. In diesen Fällen sind die Konzentration auf das Wesentliche und auch der »Mut zur Lücke« wichtig. Bei einem selbst gewählten Spezialthema oder dem Lieblingsthema des Prüfers lohnt sich eine besonders intensive Beschäftigung mit dem Lernstoff. Achten Sie aber darauf, dass Sie sich nicht zu lange mit Detailproblemen beschäftigen. Es ist hilfreich, sich ab und zu die Frage zu stellen: Lohnt sich der Aufwand für die Beschäftigung mit diesem Thema im Vergleich zu der Bedeutung, die es für die gesamte Prüfung hat? Für eine realistische Einschätzung ist es oft nützlich, dies im Gespräch mit anderen Prüfungskandidaten oder Personen, die die Prüfung bereits bestanden haben, abzuklären.

4.2.3 Wirksame Lernmethoden

Für die Vorbereitung auf Prüfungen ist es wichtig, geeignete Lernmethoden zu kennen. Ich möchte eine Lernmethode vorstellen, die besonders hilfreich ist, um Literatur zur Vorbereitung auf mündliche oder schriftliche Prüfungen durchzuarbeiten. Fachbücher und Fachartikel sollte man nicht wie Romane und Erzählungen von Anfang bis zum Ende durchlesen. Die SQ3R-Methode, die von Francis P. Robinson entwickelt wurde, hilft beim systematischen Durcharbeiten von Texten (vgl. Knigge-Illner, 2010, S. 147 ff.). Die fünf Schritte dieser Methode haben die folgende Bedeutung:

1. **Survey: Überblick gewinnen.** Verschaffen Sie sich einen Überblick über das Buch oder den Artikel. Lesen Sie bei einem Buch den Klap-

pentext, das Inhaltsverzeichnis, eventuell auch das Vorwort und die Einleitung. Bei einem Artikel lesen Sie die Zusammenfassung und überfliegen den Text.

2. **Question: Fragen an den Text stellen.** Welche Bedeutung hat der Text für das Thema, mit dem ich mich beschäftige? Welche Informationen sind für mich wichtig? Was ist unwichtig oder bedeutungslos für meine Arbeit?
3. **Read: Lesen.** Lesen Sie einen Abschnitt des Textes. Markieren Sie die wichtigsten Aussagen farbig oder durch Unterstreichen. Bei Aussagen, die Ihnen unklar sind, können Sie ein Fragezeichen an den Rand setzen.
4. **Recite: Rekapitulieren.** Fassen Sie das Gelesene in Ihren eigenen Worten zusammen und notieren Sie, was für Ihre Arbeit bedeutsam ist. Gibt es Aussagen, die Sie nicht richtig verstanden haben und mit denen Sie sich weiter beschäftigen wollen?
5. **Review: Wiederholung.** Beschäftigen Sie sich zu einem späteren Zeitpunkt noch einmal mit dem Text und seinen wesentlichen Aussagen. Lesen Sie unklare Stellen noch einmal und ergänzen Sie Ihre Notizen, wenn Sie die Aussagen verstanden haben.

Diese Methode des aktiven Lesens und Durcharbeitens von Texten ist nützlich, um bei umfangreichem Prüfungsstoff den Überblick zu behalten. Mit Hilfe der angefertigten Notizen und der markierten Stellen in den Texten können Sie den für die Prüfung wichtigen Stoff gut wieder auffrischen.

Mündliche Prüfungen. Es gibt mündliche Prüfungen, bei denen der Prüfling anfangs die Aufgabe hat, über ein Spezialgebiet zu referieren. Hier ist es wichtig, in einem Vorgespräch mit dem Prüfer das Thema festzulegen und abzuklären, wie viel Zeit Ihnen für das Referat zur Verfügung steht. Es ist sinnvoll, sich auf dieses Vorgespräch gut vorzubereiten und dem Prüfer Ihr Interesse an einem bestimmten Thema deutlich zu machen. Im Abschnitt 4.3 finden Sie Anregungen für die Vorbereitung eines solchen Referats.

Haben Sie sich über die Anforderungen der Prüfung gründlich informiert? Geht es darum, unterschiedliche Theorien und Auffassungen korrekt zu referieren, kritisch zu bewerten und eine eigene Meinung dazu zu äußern? Oder wird erwartet, dass Sie auf Wissensfragen präzise Antworten geben?

Zur Vorbereitung auf Wissensfragen können Sie die Fragen auf die Vorderseite von Karteikarten schreiben, die Antworten auf die Rückseite. Schon das Aufschreiben hilft dabei, sich den Inhalt einzuprägen. Bei Wiederholungen des Lernstoffs können Sie dann gut überprüfen, ob Sie die Fragen korrekt beantworten können.

Besonders empfehlenswert ist es, sich auf mündliche Prüfungen mündlich vorzubereiten. Im Rahmen einer Lerngruppe oder einer Lernpartnerschaft können Prüfungssituationen im Rollenspiel geprobt werden. Dabei übernimmt eine Person die Rolle des Prüfers, der Fragen stellt. Nach dem Ende dieses Rollenspiels können Sie gemeinsam überlegen:

- Was hat gut geklappt?
- Wo war ich blockiert oder unsicher?
- Habe ich zu weitschweifig oder zu knapp geantwortet?
- Was kann ich noch verbessern?

Wenn in einem Rollenspiel Wissenslücken und Unsicherheiten deutlich werden, zeigt Ihnen dies, woran Sie bis zur Prüfung noch arbeiten sollten. Sofern Sie sich im Rollenspiel ähnlich aufgeregt und unsicher wie in einer realen Prüfung fühlen, können Sie die Methoden zur Angstbewältigung im fünften Kapitel auf diese Situation anwenden. Dann ist es hilfreich, zu einem späteren Zeitpunkt das Rollenspiel zum gleichen Thema zu wiederholen, um Fortschritte festzustellen.

Trotz guter inhaltlicher und psychischer Vorbereitung ist es möglich, dass in der Prüfung Fragen gestellt werden, die Sie nicht gleich beantworten können. Es ist auch gar nicht nötig, »wie aus der Pistole geschossen« zu antworten. Um Zeit zum Überlegen zu gewinnen, können Sie nachfragen: »Habe ich das richtig verstanden? Sie möchten wissen …« Sie können den Prüfer auch bitten, die Frage noch einmal zu wiederholen.

Wenn Sie auf eine Frage keine Antwort wissen, ist es am besten, dies offen zu sagen. Dies ist keine Katastrophe! Um eine mündliche Prüfung zu bestehen, ist es nicht nötig, hundertprozentig auf alle Fragen richtig antworten zu können.

Schriftliche Prüfungen. Es gibt unterschiedliche Arten von schriftlichen Prüfungen, nämlich *Themenklausuren* und *Frageklausuren.* Bei manchen Frageklausuren werden offene Fragen gestellt, bei *Multiple-Choice-Fragen* muss die richtige Antwort aus einer Anzahl von Alternativen herausgesucht und angekreuzt werden (vgl. Knigge-Illner, 2010, S. 205 ff.).

Die Aufgabe bei *Themenklausuren* besteht darin, einen Aufsatz zu einem bestimmten Thema zu schreiben. Zur Vorbereitung sind gründliche Recherchen wichtig, welche Themenbereiche zur Vorbereitung der Klausur bearbeitet werden sollten. Es ist hilfreich, alleine oder im Rahmen einer Lerngruppe Probeklausuren zu schreiben und dabei auch die Zeit einzuhalten, die für die Klausur zur Verfügung steht.

Lassen Sie sich bei der Klausur genügend Zeit, um über die Fragestellung nachzudenken, und fertigen Sie eine Gliederung zu dem Thema an. Überlegen Sie, wie viel Zeit Sie für die einzelnen Gliederungspunkte verwenden können. Überprüfen Sie im Verlauf der Arbeit, ob Sie den Zeitplan einhalten können oder ob es nötig ist, bestimmte Aspekte des Themas weniger ausführlich zu behandeln.

Bei schriftlichen Prüfungen, die über mehrere Stunden gehen, lässt irgendwann die Konzentration nach. Erlauben Sie sich, kurze Pausen zu machen. Vielleicht möchten Sie etwas essen oder trinken. Sie können auch die Augen schließen, eine Entspannungsübung durchführen oder sich mit positiven Sätzen Mut machen wie »Du schaffst es!« oder »Alles, was du über dieses Thema weißt, fällt dir rechtzeitig wieder ein.«

Bei *Frageklausuren mit offenen Fragen* sind die gleichen Gesichtspunkte wichtig wie bei Themenklausuren. Sofern die Fragen unabhängig voneinander sind, können Sie zuerst die Fragen bearbeiten, bei denen Ihnen die Antwort leichtfällt. Achten Sie darauf, dass genügend Zeit bleibt, um über die schwierigeren Fragen nachzudenken und sie zu beantworten.

Auch bei *Klausuren mit Multiple-Choice-Fragen* sollten Sie zunächst die Fragen beantworten, bei denen Sie die richtige Antwort sicher wissen. Beim nächsten Durchgang denken Sie über die schwierigeren Fragen nach und kreuzen die Alternative an, die Ihnen richtig erscheint. Auch wenn Sie Fragen nicht beantworten können, ist es manchmal möglich, bestimmte Antworten als unwahrscheinlich auszuschließen. Wenn Sie dann eine der restlichen Alternativen ankreuzen, werden einige nach dem Zufallsprinzip richtig sein und Punkte einbringen.

Praktische Prüfungen. Bei praktischen Prüfungen (z. B. Vorspielen eines Musikstücks, Durchführung einer sportlichen Übung; Leitung einer Unterrichtsstunde, praktische Fahrprüfung) ist eine intensive Vorbereitung wichtig. In manchen Fällen ist es möglich, zunächst alleine zu üben. Nutzen Sie aber auch jede Gelegenheit, eine Rückmeldung zu Ihrer Leistung zu bekommen. Dadurch können Sie den eigenen Leistungsstand besser einschätzen. Betrachten Sie kritische Anmerkungen nicht als Entmutigung, sondern als einen Hinweis, dass es Möglichkeiten zur Verbesserung Ihrer Leistung gibt.

4.3 Vorbereitung auf Reden

Es gibt ganz unterschiedliche Anlässe für Reden: In der Schule, im Studium und in Ausbildungen gibt es die Aufgabe, Referate zum jeweiligen Lehrstoff zu halten. Bei manchen Examen soll der Prüfling über ein Spezialthema referieren. Auf Kongressen werden wissenschaftliche Erkenntnisse und praktische Anwendungen vorgestellt. Im Berufsleben spielt die Präsentation von Projekten, Produkten und Dienstleistungen oft eine wichtige Rolle. Bei politischen, religiösen und kulturellen Veranstaltungen werden Reden gehalten. Auch bei Familienfeiern und festlichen Veranstaltungen, im Betrieb oder im Verein wird oft erwartet, dass kurze Ansprachen zu dem jeweiligen Anlass gehalten werden.

In dem Selbsthilfeprogramm »Lebendiges Reden« (2008) habe ich mich ausführlich damit beschäftigt, wie man Vorträge interessant und wirkungsvoll gestaltet. Wichtige Hinweise für die Vorbereitung und Durchführung von Reden findet man auch bei Heigl (2010). Der Aufbau und die Präsentation von Referaten im Rahmen des Studiums werden von Knigge-Illner (2010) und Schubert-Henning (2007) besprochen. Im Folgenden möchte ich einige Anregungen für die inhaltliche Vorbereitung und die Präsentation von Reden geben.

4.3.1 Grundlegende Informationen über das Thema, die Redesituation und die Zuhörer

In manchen Fällen wird das Thema für ein Referat vom Lehrer, Dozenten oder Vorgesetzten vorgegeben oder es wird ein Wissensbereich genannt, aus dem Sie sich ein Thema aussuchen können. Vielleicht gibt es aber auch ein Thema, das Sie brennend interessiert, oder ein Anliegen, für das Sie sich engagieren und das Sie unterstützen wollen. Wenn Sie aus eigener Initiative anbieten, über einen Bereich Ihrer Arbeit einen Vortrag zu halten, können Sie sich als Fachmann oder Fachfrau profilieren. Dies kann für Ihre Karriere sehr nützlich sein.

Wenn Sie den Auftrag haben, ein Referat zu halten: Klären Sie in einer Vorbesprechung ab, was von Ihnen erwartet wird. Es ist wichtig, das Thema klar zu definieren und zu begrenzen.

- Wann und wo soll der Vortrag stattfinden?
- Wie viel Zeit haben Sie zum Reden und wie viel Zeit soll für die Diskussion zur Verfügung stehen? Sollen Zwischenfragen der Zuhörer zugelassen werden?
- Welche Hilfsmittel stehen Ihnen für das Referat zur Verfügung, z. B. Tafel, Flipchart, Overheadprojektor oder Beamer?
- Welches Vorwissen und welche Erwartungen haben die Zuhörer?
- Es ist für den Erfolg des Vortrags entscheidend wichtig, dass Sie die Interessen und möglicherweise auch die Vorurteile der Zuhörer berücksichtigen und darauf eingehen. Das gilt auch und gerade dann, wenn Sie diese Vorurteile in Frage stellen und widerlegen wollen.

Sie möchten aus eigener Initiative zu einem Thema einen Vortrag halten: Hier ist es wichtig, dass Sie einen Ansprechpartner finden, dem Sie Ihren Vorschlag unterbreiten können. Es kann sich dabei um einzelne Personen handeln, die Sie kennen, oder um Institutionen wie die Volkshochschule, Berufsverbände, Kongressveranstalter, politische oder religiöse Verbände. Vielleicht können Sie für den Vortrag auch ein Honorar aushandeln.

4.3.2 Inhaltliche Vorbereitung der Rede

Wenn Ihnen das Thema des Vortrags klar ist und Sie auch etwas über die Rahmenbedingungen wissen, können Sie mit der inhaltlichen Vorbereitung beginnen. Ein Vorgehen in fünf Schritten ist hier empfehlenswert:

1. Stoffsammlung,
2. Formulieren eines (vorläufigen) Konzepts,
3. Ausarbeiten der Rede,
4. Überprüfung und Korrektur,
5. Üben des Vortrags.

1. Schritt: Stoffsammlung. Notieren Sie im Sinne eines Brainstormings alle Ideen und Fragen, die Ihnen zum Thema einfallen. Dabei ist es sinnvoll, zunächst alle kritischen Gedanken zurückzustellen.

In welchen Büchern oder Artikeln finden Sie Informationen zu Ihrem Thema? Stellen Sie dieses Material zusammen. Recherchieren Sie zu den wichtigsten Punkten Ihres Vortrags im Internet; dort finden Sie zu fast allen Gebieten wichtige Informationen. In Bibliotheken können Sie im Stichwortverzeichnis oder im Computer nach relevanter Literatur suchen oder sich beraten lassen. Wichtige Hinweise können Sie auch bekommen, wenn Sie einen Experten im persönlichen Gespräch, telefonisch, brieflich oder per Mail um Rat fragen.

Bei Reden zu privaten Anlässen (z. B. Geburtstag, Hochzeit, Betriebsjubiläum, Verabschiedung in den Ruhestand, Dank für ehrenamtliche Tätigkeit) sind Gespräche mit den betreffenden Personen, Verwandten, Bekannten und Kollegen die wichtigsten Informationsquellen. Auch

Ihre eigenen Erinnerungen an private Erlebnisse oder die berufliche Zusammenarbeit können bei personenbezogenen Ansprachen besonders interessant sein.

2. Schritt: Formulieren eines (vorläufigen) Konzepts. Sie haben Stoff für Ihren Vortrag gesammelt. Nun kommt es darauf an, dieses Material zu bewerten und die Gedanken zu ordnen.

Gelegenheitsreden zu Feiern, Jubiläen, Ehrungen und anderen persönlichen Anlässen beginnen üblicherweise mit der Anrede der betreffenden Person oder der Begrüßung der Gäste. Anschließend wird etwas zu dem Anlass der Rede gesagt. Dies kann in wenigen Worten geschehen oder es wird ausführlicher über persönliche Erfahrungen berichtet. Die Rede kann mit einem Dank für die beruflichen oder ehrenamtlichen Leistungen, guten Wünschen für die Zukunft oder einem Trinkspruch enden.

Informations- und *Meinungsreden* werden im Allgemeinen in drei Teile gegliedert, nämlich Einleitung, Hauptteil und Schluss.

In der *Einleitung* wird der Kontakt zu dem Publikum hergestellt. Sie kann auf verschiedene Arten Interesse für das Thema wecken. Manchmal werden die Zuhörer und ihre Erfahrungen direkt angesprochen. Wichtige Probleme, offene Fragen und interessante Tatsachen können erwähnt werden. Vielleicht ist auch eine Anekdote oder der Bericht über ein eigenes Erlebnis ein guter Einstieg in das Thema. Als Überleitung zum Hauptteil können in einem vorausschauenden Überblick die Inhalte erwähnt werden, mit denen sich der Vortrag beschäftigt.

Im *Hauptteil* werden die grundlegenden Gedanken oder die zentralen Aussagen der Rede dargestellt. Dabei kann man so vorgehen, dass zuerst Beobachtungen und Tatsachen berichtet werden. Aus diesem Material werden dann die wesentlichen Aussagen abgeleitet (induktive Argumentation). Man kann auch zunächst die zentralen Thesen des Vortrags formulieren und dann die Belege anführen, die diese Aussagen unterstützen (deduktive Argumentation). Oft ist es auch sinnvoll, abweichende Meinungen und Gegenargumente darzustellen und zu diskutieren.

Bei Meinungsreden wird am Anfang meist der gegenwärtige problematische Zustand geschildert. Dann wird besprochen, was verändert werden sollte. Anschließend wird diskutiert, welche Möglichkeiten es gibt, um diese Veränderung herbeizuführen.

Der *Schlussteil* enthält meist eine Zusammenfassung der wichtigsten Aussagen. Das Thema des Vortrags kann in einen größeren Zusammenhang eingeordnet werden oder es wird ein Ausblick auf zukünftige Entwicklungen gegeben. Bei Meinungsreden endet der Vortrag oft mit einem Appell an die Zuhörer.

Für die Ausarbeitung des Redekonzepts ist es nötig, dass Sie das gesammelte Material kritisch überprüfen und Wichtiges von Nebensächlichem unterscheiden. Oft ist es wesentlich, den Vortrag nicht zu überfrachten und Überflüssiges wegzulassen. Andererseits erkennen Sie vielleicht, dass Sie weiteres Material brauchen, um Ihre Aussagen zu belegen oder um zu neuen, differenzierten Einschätzungen eines Sachverhalts zu kommen. Dabei kann es sich um statistische Daten, wissenschaftliche Untersuchungsergebnisse, anschauliche Fallbeispiele oder prägnante Zitate von Experten handeln.

3. Ausarbeiten der Rede. Kurze Reden werden manchmal ganz frei vorgetragen (z. B. Vorstellung eines Referenten; Begrüßung der Gäste bei einer Feier). Zur Vorbereitung ist es aber sinnvoll, sich wie bei der konzeptgestützten Rede einige Notizen zu machen.

Bei *konzeptgestützten Vorträgen* spricht man weitgehend frei; man orientiert sich aber an einem Konzept, das eine Gliederung und wichtige Aussagen, Zahlen und Zitate enthält. Dieses Konzept kann auf ein Blatt Papier oder auf Karteikarten geschrieben werden. Bei vielen Vorträgen spricht der Redner zu einer PowerPoint-Präsentation, die Titel und Gliederung, zentrale Aussagen, Abbildungen und Statistiken enthalten kann. Je nach Thema können auch Tonaufnahmen oder Videosequenzen eingespielt werden.

Im Gegensatz zu einer schriftlich vollständig ausgearbeiteten Rede können Sie sich bei dem konzeptgestützten Vortrag flexibel auf das jeweilige Publikum einstellen, auf Fragen oder Zwischenrufe eingehen und einzelne Passagen kürzen oder besonders ausführlich darstellen.

Eine *formulierte Rede* wird schriftlich vollständig ausgearbeitet. Dies ist oft bei Referaten üblich, die abgegeben und von Dozenten beurteilt werden. Auch wissenschaftliche Vorträge oder Reden, bei denen eine Veröffentlichung geplant ist, werden wörtlich ausgearbeitet.

Möchten Sie, dass die Zuhörer Ihren Ausführungen bei schriftlich formulierten Reden mit Interesse folgen können? Eine Hamburger Forschergruppe hat in einer Reihe von Untersuchungen herausgefunden, wodurch sich verständliche Texte von komplizierten, schwer verständlichen unterscheiden (Langer, Schulz von Thun & Tausch, 2002). Ich bespreche weiter unten die vier »Verständlichmacher« Einfachheit, Gliederung / Ordnung, Kürze / Prägnanz und anregende Zusätze.

4. Überprüfung und Korrektur. Nachdem Sie das Konzept des Vortrags oder das vollständige Manuskript ausgearbeitet haben, sollten Sie es inhaltlich und stilistisch überprüfen. Mit etwas zeitlichem Abstand erkennen Sie möglicherweise selber Verbesserungsmöglichkeiten in der Argumentation oder im sprachlichen Ausdruck. Wenn Sie den Abschnitt über die »Verständlichmacher« gelesen haben, können Sie überprüfen: Ist Ihr Manuskript oder die PowerPoint-Präsentation verständlich und übersichtlich aufgebaut? Ist der Text weder zu kurz noch zu weitschweifig? Enthält er zusätzliche Anregungen, die das Interesse der Zuhörer wecken und sie emotional ansprechen?

Wenn Sie die Möglichkeit haben, einer oder mehreren Personen den Redetext zu geben oder die Rede vorzutragen, können Sie wichtige Rückmeldungen erhalten. Das gilt besonders, wenn es sich um Personen handelt, die zur Zielgruppe des Vortrags gehören. Es macht einen bedeutsamen Unterschied, ob Sie über das gleiche Thema zu Laien oder zu Fachleuten sprechen, ob die Zuhörer Ihre Ansichten teilen oder Ihren Gedanken kritisch gegenüberstehen.

Wichtig ist auch die zeitliche Überprüfung der Rede. Kommen Sie bei einem Probevortrag mit der Zeit aus, die Ihnen zur Verfügung steht? Bei einem schriftlich ausgearbeiteten, längeren Referat sollten

Sie zumindest zwei Seiten laut vortragen, damit Sie abschätzen können, wie lange die gesamte Rede dauert. Je nach dem Ergebnis können Sie den Text kürzen oder bestimmte Punkte noch weiter ausführen und mit Untersuchungsergebnissen, Fallbeispielen oder Zitaten weiter anreichern.

5. Üben des Vortrags. Um Sicherheit beim Reden zu gewinnen, ist das Üben eines lebhaften Vortrags besonders bei der freien und der konzeptgestützten Rede hilfreich. Sie können alleine im Zimmer oder vor dem Spiegel die Rede vortragen. Wenn die Möglichkeit besteht, vor einer oder mehreren Personen einen oder mehrere Probevorträge zu halten, ist dies besonders hilfreich. Sie können dann nicht nur zum Inhalt, sondern auch zur Art des Vortrags Rückmeldungen bekommen. Wenn Sie zum Beispiel dazu neigen, zu schnell und zu hektisch zu sprechen, können Sie üben, langsamer und betonter zu sprechen und nach wichtigen Aussagen kurze Pausen zu machen. Durch den Klang Ihrer Stimme, durch Mimik, Gestik und Körperhaltung können Sie Interesse für das Thema der Rede und die Zuhörer zeigen.

Auch bei einer vollständig ausgearbeiteten Rede ist es wichtig, sich auf das Vortragen des Textes vorzubereiten. Nehmen Sie immer wieder Blickkontakt mit dem Publikum auf, vor allem bei den einleitenden Sätzen, bei zentralen Aussagen und zum Abschluss der Rede. Als Redner sollten Sie das Manuskript im Kopf und nicht den Kopf im Manuskript haben!

4.3.3 Verständliche und anregende Gestaltung von Reden

Nach Untersuchungen von Langer, Schulz von Thun und Tausch (2002) gibt es vier Merkmale, die für die Verständlichkeit von Texten wesentlich sind:

1. Einfachheit,
2. Gliederung / Ordnung,
3. Kürze / Prägnanz,
4. anregende Zusätze.

1. Bei komplizierten Texten hat man die Möglichkeit, einen Satz mehrfach zu lesen. Ein Vortrag sollte aber so formuliert werden, dass ein aufmerksamer Zuhörer die Aussagen beim ersten Hören verstehen kann. Das Merkmal *Einfachheit* wird folgendermaßen definiert:

   Einfachheit bezieht sich auf die Wortwahl und den Satzbau, also auf die sprachliche Formulierung: geläufige, anschauliche Wörter sind zu kurzen, einfachen Sätzen zusammengefügt. Treten schwierige Wörter auf (Fremdwörter, Fachausdrücke), so werden sie erklärt. Dabei kann der dargestellte Sachverhalt selbst einfach oder schwierig sein – es geht nur um die Art der Darstellung (Langer et al., 2002, S. 22).

Enthält Ihr Referat komplizierte, verschachtelte Sätzen? Dann überlegen Sie, wie Sie den Sachverhalt durch mehrere kürzere Sätze darstellen können. Bei der Verwendung von Fremdwörtern und Fachausdrücken sollten Sie überlegen: Welche Kenntnisse über diese Begriffe kann ich bei den Zuhörern voraussetzen und was sollte ich besser erklären?

Manche Referenten versuchen, durch eine besonders komplizierte Ausdrucksweise ihre Fachkompetenz zu zeigen. Im Gegensatz dazu meinte der amerikanische Philosoph Ralph Waldo Emerson: »Es ist ein Beweis hoher Bildung, die größten Dinge auf die einfachste Art zu sagen.«

2. Das Merkmal *Gliederung/Ordnung* bezieht sich auf den Aufbau des gesamten Redetextes:

   Innere Ordnung: Die Sätze stehen nicht beziehungslos nebeneinander, sondern sind folgerichtig aufeinander bezogen. Die Informationen werden in einer sinnvollen Reihenfolge dargeboten.
   Äußere Gliederung: Der Aufbau des Textes wird sichtbar gemacht. Zusammengehörige Teile sind übersichtlich gruppiert, z. B. durch überschriftete Absätze. Vor- und Zwischenbemerkungen gliedern den Text. Wesentliches wird von weniger Wichtigem unterschieden,

z. B. durch Hervorhebungen oder durch Zusammenfassungen (ebd., S. 24).

Wie bereits erwähnt, wird die Gliederung eines längeren Vortrags meist am Ende der Einleitung in einer *vorausblickenden Übersicht* dargestellt. Diese Übersicht kann auf der vorbereiteten Seite einer Flipchart oder einer Folie stehen; manchmal erhalten die Zuhörer auch ein Papier mit den Gliederungspunkten und den zentralen Aussagen der Rede. Durch Zwischenbemerkungen kann der Referent die Orientierung erleichtern, z. B. »Ich komme nun zum nächsten Punkt meines Vortrags, nämlich …«. Im Schlussteil der Rede werden dann noch einmal die wichtigsten Aussagen der Rede in prägnanter Form wiederholt.

3. Das Merkmal *Kürze / Prägnanz* wird wie folgt erläutert:

   Bei diesem Merkmal geht es um die Frage: Steht die Länge des Textes in einem angemessenen Verhältnis zum Informationsziel? Eine knappe, gedrängte Ausdrucksweise ist das eine Extrem, eine ausführliche und weitschweifige das andere. Solche Weitschweifigkeit beruht z. B. auf der Darstellung unnötiger Einzelheiten, überflüssigen Erläuterungen, breitem Ausholen, Abschweifen vom Thema, umständlicher Ausdrucksweise, Wiederholungen, Füllwörtern und leeren Phrasen (ebd., S. 26).

Die optimale Verständlichkeit liegt in der Mitte zwischen den beiden Extremen. Es hängt von der Schwierigkeit des Themas und dem Vorwissen der Zuhörer ab, ob ausführliche Erläuterungen und Wiederholungen wichtiger Gesichtspunkte notwendig sind oder ob man damit die Zuhörer langweilt.

4. Das Merkmal *anregende Zusätze* ist besonders wichtig für den Unterhaltungswert einer Rede und um die Zuhörer emotional anzusprechen:

Dieses Merkmal bezieht sich auf anregende »Zutaten«, mit denen ein Schreiber oder Redner bei seinem Publikum Interesse, Anteilnahme, Lust am Lesen oder Zuhören hervorrufen will. Zum Beispiel: Ausrufe, wörtliche Rede, rhetorische Fragen zum »Mitdenken«, lebensnahe Beispiele, direktes Ansprechen des Lesers, Auftretenlassen von Menschen, Reizwörter, witzige Formulierungen, Einbettung der Information in eine Geschichte (ebd., S. 27).

Um einen Kontakt zum Publikum herzustellen, kann ein Redner auf die Erfahrungen, Erwartungen oder Bedenken eingehen, die er bei seinem Publikum in Bezug auf das Thema des Vortrags vermutet. Es ist auch möglich, direkte Fragen zu stellen, um etwas über das Vorwissen der Zuhörer zu erfahren. Zum Beispiel: »Wer von Ihnen hat den Roman ›Buddenbrooks‹ von Thomas Mann gelesen? Bitte melden Sie sich kurz. Und wer kennt die Verfilmung aus den fünfziger Jahren?«

Allgemeine Aussagen können durch anschauliche Beispiele oder eigene Erlebnisse verdeutlicht werden. Im dritten Kapitel habe ich die Grundprinzipien verschiedener Therapieansätze zur Überwindung von Leistungsangst durch Fallbeispiele verdeutlicht. Auch bei Vorträgen zu diesem Thema habe ich die Erfahrung gemacht, dass konkrete Beispiele das Interesse der Zuhörer wecken und ihnen ermöglichen, therapeutische Prinzipien besser zu verstehen.

Notieren Sie prägnante Zitate oder witzige Sprüche, die Sie in Ihrer Rede verwenden können. Angenommen, es geht um den konstruktiven Umgang mit Fehlern im Betrieb. Ein humoristisches Motto könnte lauten: »Aus Fehlern wird man klug, drum ist einer nicht genug.« Etwas ernsthafter ist der Spruch: »Vereinzelte Fehler sind Lernchancen, häufige ein Kündigungsgrund.« (Trenkle, 2004, S. 59 f.)

Nutzung von Medien. Komplexe Zusammenhänge können oft am besten durch Abbildungen dargestellt werden. Wenn Sie nur eine Tafel oder ein Flipchart zur Verfügung haben, sollten Sie komplizierte Zeichnungen oder Schemata vorbereitet haben. Es ist ungünstig, längere Zeit mit dem Rücken zum Publikum zu stehen, um etwas zu zeichnen oder zu schreiben.

Sehr oft wird bei Vorträgen mit *PowerPoint-Präsentationen* gearbeitet. Wenn auf den Folien schriftliche Informationen vermittelt werden, sollten Sie eine große Schrift verwenden. Auch die Zuhörer in der letzten Reihe möchten der Text lesen können. Durch Abbildungen, Cartoons, eventuell auch Tonaufnahmen oder Videosequenzen kann ein Thema lebhaft und anschaulich dargestellt werden.

Nehmen wir als Beispiel ein Referat über den Roman *Buddenbrooks*: Zur Illustration könnten die folgenden Bilder gezeigt werden: Der Autor Thomas Mann, die Erstausgabe des Romans, das Buddenbrook-Haus in Lübeck, Bilder von den Verfilmungen des Romans oder eine kurze Sequenz aus diesen Filmen.

Natürlich hängt es von der jeweiligen Zielgruppe des Vortrags, dem zeitlichen Rahmen und den technischen Möglichkeiten ab, welche Medien man nutzt oder ob man ganz darauf verzichtet. Es ist auch möglich, nur durch die Stimme und ein überzeugendes Auftreten einen bedeutsamen Inhalt eindrucksvoll zu vermitteln.

4.4 Vorbereitung auf Bewerbungsgespräche

Wenn Sie zu einem Bewerbungsgespräch eingeladen werden, haben Sie etwas Wichtiges bereits geschafft: Offenbar waren Ihre schriftlichen Bewerbungsunterlagen so aussagekräftig und überzeugend, dass der Arbeitgeber Sie für einen potentiell geeigneten Kandidaten für den Arbeitsplatz hält! In diesem Abschnitt finden Sie einige Anregungen für die inhaltliche Vorbereitung auf ein Bewerbungsgespräch. Oft führt eine gute Vorbereitung zu mehr Sicherheit und Zuversicht. Falls Sie trotz guter Vorbereitung unter blockierenden Ängsten leiden, finden Sie im 5. Kapitel eine Anleitung zur Überwindung dieser Ängste und zur Entwicklung eines gesunden Selbstvertrauens.

Bei dem Vorstellungsgespräch geht es um die Kompetenzen, die Leistungsmotivation und den persönlichen Eindruck, den der Bewerber macht (Hesse & Schrader, 2006, S. 7 ff.). Typischerweise wird gefragt »Warum bewerben Sie sich?« und »Warum sollten wir uns für Sie entscheiden?« Weitere Fragen zielen darauf ab, einen Eindruck von

Ihrer Persönlichkeit, Ihren Stärken, Schwächen, Interessen und Umgangsformen zu erhalten.

Hesse und Schrader nennen die wichtigsten Fragen, die in Bewerbungsgesprächen gestellt werden:

1. Erzählen Sie uns etwas über sich.
2. Warum bewerben Sie sich für diese Position / in unserem Unternehmen?
3. Warum sind Sie der / die richtige Kandidat / -in?
4. Was erwarten Sie für sich / von uns / dem Arbeitsplatz / der Aufgabe?
5. Was sind Ihre Stärken, was Ihre Schwächen?
6. Worauf sind Sie stolz, was sind Ihre Erfolge, was Ihre Misserfolge?
7. Was möchten Sie in 3 / 5 / 10 Jahren (kurz- / mittel- / langfristig) erreicht haben?
8. Warum haben Sie diesen Beruf / diese Aufgabe / diesen Bereich gewählt?
9. Wo lagen bisher und wo liegen jetzt Ihre Arbeitsschwerpunkte?
10. Wie verbringen Sie Ihre Freizeit?
11. Welche Fragen haben Sie an uns? (Ebd., S. 37).

Eine gründliche Vorbereitung auf diese oder ähnliche Fragen ist bedeutsam. Manche Menschen haben Hemmungen, positiv über sich selbst zu sprechen. Sie haben den Satz »Eigenlob stinkt« verinnerlicht. Ersetzen Sie dies durch das Motto »Eigenlob stimmt«. Im Bewerbungsgespräch geht es nicht darum, Fähigkeiten vorzutäuschen, die Sie nicht besitzen, sondern tatsächliche Stärken angemessen darzustellen. Überlegen Sie gut, welche möglichst harmlosen Schwächen und Misserfolge Sie erwähnen wollen, wenn Sie danach gefragt werden.

Es gibt verschiedene Möglichkeiten, um sich auf ein Bewerbungsgespräch vorzubereiten:

- Lektüre von Ratgeberliteratur zu diesem Thema
- Schriftliche Ausarbeitung von Antworten auf Fragen, die Sie erwarten

- Gespräche mit Menschen, die Sie gut kennen, über Ihre Stärken und Schwächen
- Teilnahme an einem Bewerbungstraining oder an einem Coaching
- Besonders hilfreich ist es, wenn Sie sich in einem Seminar oder in einer Coaching-Sitzung im Rollenspiel auf die Ernstsituation vorbereiten können.

Das Bewerbungsgespräch ist eine Art von Prüfung. Diese Prüfung ist aber nicht einseitig. Sie bekommen als Bewerber einen ersten Eindruck von dem potentiellen zukünftigen Arbeitgeber. Sie können Fragen zu den Aufgaben, den Arbeitsbedingungen und dem Gehalt stellen oder darüber verhandeln. Nach dem Gespräch entscheidet nicht nur der Arbeitgeber, ob Sie die Stelle bekommen, auch Sie können entscheiden, ob dies die richtige Arbeit für Sie ist.

Übung: Inhaltliche Vorbereitung auf Leistungssituationen

Wenn Sie sich auf eine Prüfung, eine Rede, ein Bewerbungsgespräch oder eine andere Leistungssituation vorbereiten, dann markieren Sie alle Stellen in diesem Kapitel, die für Sie nützlich sind, oder schreiben Sie die entsprechenden Anregungen auf.

Sofern dies für die Vorbereitung hilfreich ist, beschaffen Sie sich weitergehende Literatur (z. B. zu Lerntechniken, Gestaltung von Vorträgen und Präsentationen, Führung von Bewerbungsgesprächen) und / oder besuchen Sie Kurse zu diesen Themen.

4.5 Schlussbemerkungen

Eine gute inhaltliche Vorbereitung auf Prüfungen, Vorträge, Bewerbungsgespräche oder andere Leistungssituationen ist wichtig, um in diesen Situationen erfolgreich zu handeln. In manchen Fällen, aber leider nicht immer, hilft eine gründliche Vorbereitung, Angst und Unsicherheit zu vermindern. Möglicherweise ist Ihnen aber bei der Lektüre dieses Kapitels der Gedanke durch den Kopf gegangen: »Das hört sich ja alles ganz gut und vernünftig an, aber ich bin viel zu aufgeregt und zu blockiert, um das umsetzen zu können!« Wenn dies der Fall ist, sollten Sie sich intensiv mit den Methoden zur Angstbewältigung und zur Stärkung des Selbstvertrauens im fünften Kapitel beschäftigen.

4.6 Zusammenfassung

In manchen Fällen steht man vor der Frage: Will ich mich einer schwierigen Leistungssituation stellen, brauche ich noch Bedenkzeit oder gibt es gute Gründe, eine solche Herausforderung nicht anzunehmen? Es ist wichtig, zu einer klaren Entscheidung zu kommen. Wenn Sie eine positive Entscheidung getroffen haben, ist es sinnvoll, eine positiv-realistische Zielvorstellung zu entwickeln, wie Sie mit dieser Situation angemessen umgehen wollen.

Für die Vorbereitung auf Prüfungen ist es notwendig, sich über die Anforderungen gründlich zu informieren. Kurzfristige und langfristige Pläne für den Lernprozess sollten ausgearbeitet, überprüft und wenn nötig korrigiert werden. Um eine positive Motivation für den Lernprozess zu entwickeln und aufrechtzuerhalten, sind die folgenden Punkte bedeutsam: Prüfungsvorbereitung und Prüfung als ein Projekt für die persönliche Weiterentwicklung betrachten; den Arbeitsplatz so gestalten, dass er angenehm und für das Lernen förderlich ist; einen regelmäßigen Arbeitsrhythmus entwickeln; auf eine gute Balance zwischen Arbeit und Freizeit achten; den Überblick behalten, was für die Prüfung wirklich wichtig ist. Zur Vorbereitung auf schriftliche und mündliche Prüfungen ist es nützlich, sich mit wirksamen Lernmethoden zu beschäftigen.

Zur Vorbereitung von Vorträgen sind grundlegende Informationen über das Thema, die Redesituation und die Zuhörer wichtig. Zur inhaltlichen Vorbereitung wird ein Vorgehen in fünf Schritten vorgestellt: 1. Stoffsammlung; 2. Ausarbeiten eines (vorläufigen) Konzepts; 3. Ausarbeiten der Rede; 4. Überprüfung und Korrektur; 5. Üben des Vortrags. Weiterhin werden Hinweise für eine verständliche und anregende Gestaltung von Reden und die Nutzung von Medien gegeben.

Für die Vorbereitung auf Bewerbungsgespräche ist es sinnvoll, sich mit den typischen Fragen zu beschäftigen, die in solchen Gesprächen gestellt werden. Es geht darum, die eigenen Kompetenzen und die Leistungsbereitschaft darzustellen und durch sein Auftreten einen positiven Eindruck zu hinterlassen. Bei Vorstellungsgesprächen wird nicht nur die Eignung des Bewerbers überprüft; auch der Bewerber kann prüfen, ob dieser Arbeitsplatz für ihn geeignet ist und ob er das Angebot des Arbeitgebers annehmen will.

5 Überwindung von Leistungsangst und Förderung von Selbstvertrauen

In diesem Kapitel beschreibe ich eine Reihe von Selbsthilfemethoden, die Sie einzeln oder kombiniert anwenden können, um Übererregung oder Erstarrung in Leistungssituationen zu verhindern. Anschließend ist es leichter möglich, einen positiven Zustand von gesundem Selbstvertrauen, Zuversicht, Konzentration und Leistungsfähigkeit zu fördern.

Vor der Arbeit mit Selbsthilfemethoden ist es wichtig, dass Sie einschätzen, in welchen Situationen die Leistungsangst auftritt: bei Gedanken über die zukünftige Leistungssituation, bei der Vorbereitung oder bei der Erinnerung an vergangene Misserfolge und Ängste. In den weiteren Abschnitten werden die Methoden geschildert, die Ihnen helfen, blockierende Emotionen aufzulösen und optimale Voraussetzungen für die geforderte Leistung zu schaffen:

- Entspannungsübungen,
- Förderung von Selbstakzeptanz,
- Klopfmethoden zur Verminderung belastender Gefühle,
- Entwicklung und Stärkung konstruktiver Gedanken,
- Paradoxe Intention,
- Einüben von angemessenem Verhalten,
- Überwindung von Lösungsblockaden und inneren Widerständen.

Manchmal gelingt es überraschend schnell, mit den hier beschriebenen Methoden Ängste und emotionale Blockierungen aufzulösen; in vielen Fällen sind aber auch Beharrlichkeit und Disziplin notwendig, um bedeutsame Erfolge zu erzielen.

5.1 Einschätzung der Leistungsängste

Haben Sie die Übung zur Abklärung der Motivation im vierten Kapitel durchgeführt und die Entscheidung getroffen, sich einer schwierigen Leistungssituation zu stellen? Dann möchte ich Sie bitten, sich diese Situation so lebhaft wie möglich vorzustellen. Was sehen, hören, fühlen und riechen Sie in dieser Situation? Welche Gedanken gehen Ihnen durch den Kopf? Welche Gefühle spüren Sie und welche körperlichen Reaktionen?

Schätzen Sie dann das Ausmaß der Belastung, die Sie aktuell spüren, auf einer Skala zwischen 0 und 10 ein. 0 bedeutet keinerlei belastende Gefühle, 10 die stärksten möglichen belastenden und blockierenden Gefühle.

Zukünftige Leistungssituation:

____

____

____

Gedanken über diese Situation

____

____

____

Gefühle und körperliche Reaktionen

____

____

____

Einschätzung der aktuellen Belastung beim Gedanken an die zukünftige Situation

0 —————— 5 —————— 10

Skala der emotionalen Belastung (0 – keine Belastung; 10 – extreme Belastung)

Es kann sein, dass Sie aktuell keine starke emotionale Reaktion spüren. Sie vermuten aber aufgrund vergangener Erfahrungen, dass in der zukünftigen Situation oder kurz vorher intensive negative Gefühle und körperliche Symptome auftreten werden. Schätzen Sie ein, wie stark die vermutete Belastung in der zukünftigen Situation ist. Allerdings wird sich dies nach konsequenter Durchführung der Selbsthilfemethoden höchstwahrscheinlich verändern!

Vermutete Belastung in der zukünftigen Situation (vor Anwendung der Selbsthilfemethoden)

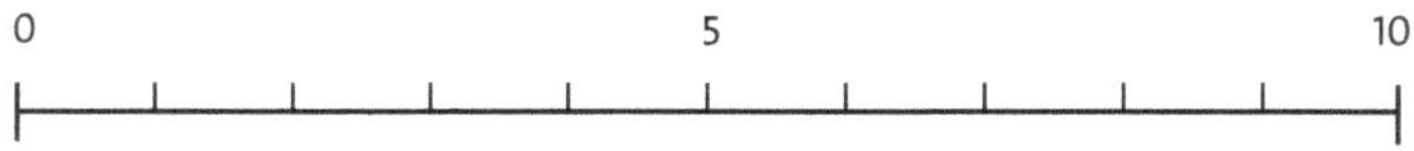

Skala der emotionalen Belastung (0 – keine Belastung; 10 – extreme Belastung)

Wenn man über eine zukünftige angstauslösende Situation nachdenkt, stellt man oft fest, dass es verschiedenartige Aspekte des Problems gibt. Bei Prüfungsangst treten oft die folgenden Befürchtungen auf:

- Furcht vor Lern- und Konzentrationsproblemen bei der Vorbereitung
- Furcht vor Zeitdruck bei der Vorbereitung
- Furcht vor Versagen in der Prüfungssituation (Konzentrationsprobleme oder Blackout aufgrund starker Angst)
- Furcht, den Erwartungen des Prüfers nicht gerecht zu werden
- Furcht vor den beruflichen Folgen von schlechten Prüfungsergebnissen oder nicht bestandenen Prüfungen
- Furcht vor Blamage und negativen Bewertungen durch andere Menschen bei Versagen
- Furcht vor dem Verlust der Selbstachtung
- Furcht vor den Konsequenzen erfolgreich bestandener Prüfungen, wenn dadurch ein Lebensabschnitt beendet wird und die Anforderungen der neuen Lebenssituation bedrohlich erscheinen.

Bei Redeangst treten ähnliche Befürchtungen auf. Oft beziehen sie sich auf die eigenen emotionalen und körperlichen Reaktionen beim Reden (Zittern, Schwitzen, Erröten, Stottern, Gedankenleere). Damit verbunden sind meist Befürchtungen über die Reaktionen und die Bewertungen des Publikums oder einzelner Zuhörer. Sie könnten den Vortrag banal, langweilig oder unwissenschaftlich finden und kritische Fragen stellen, die der Redner nicht beantworten kann. Bei der Besprechung der Selbsthilfemethoden gehe ich auf diese unterschiedlichen Teilaspekte der Leistungsangst ein.

In vielen Fällen tauchen Erinnerungen an vergangene Ereignisse auf, wenn Sie an eine bevorstehende schwierige Leistungssituation denken. Im dritten Kapitel (S. 38) habe ich den Fall einer Referendarin geschildert, die sich in intensive Angst vor der letzten mündlichen Prüfung hineingesteigert hatte. Der Hintergrund für diese extreme Furchtreaktion war eine Blockade bei einer früheren Prüfung, die sie nur knapp bestanden hatte. Der Referendarin war äußerst peinlich, dass sie die Erwartungen des Professors, der viel von ihr hielt, nicht erfüllen konnte. Oft sind solche Erinnerungen an Erwartungsangst, Versagen oder Beschämung assoziativ mit dem Gedanken an eine neue schwierige Aufgabe verknüpft. Manchmal handelt es sich um Ereignisse, die vor kurzer Zeit passiert sind, manchmal sind es belastende Erlebnisse aus der Kindheit oder der Schulzeit, die viele Jahre zurückliegen.

Lösen bei Ihnen Erinnerungen an vergangene Situationen von Peinlichkeit oder Versagen starke negative Gefühle und körperliche Reaktionen aus? Dann ist es sinnvoll, diese belastenden Erlebnisse zu bearbeiten, um die negativen emotionalen Reaktionen abzuschwächen oder ganz aufzulösen. Der Referendarin half es, sich zunächst mit ihrer Blockade in der früheren Prüfung auseinanderzusetzen. Sie konnte eine stärker akzeptierende Einstellung zu sich selbst und zu ihrem Misserfolg entwickeln; dadurch fiel es ihr leichter, sich auf die bevorstehende Prüfung einzustellen und die noch vorhandenen Ängste zu bewältigen.

Gibt es eine oder mehrere vergangene Situationen, die Sie verunsichern oder ängstigen, wenn Sie an die zukünftige Leistungssituation denken? Beantworten Sie die folgenden Fragen für die Situation, die Sie gefühlsmäßig am stärksten belastet; eventuell auch noch für eine zweite oder dritte Situation.

Vergangene belastende Situation

____

____

____

Gedanken über diese Situation

____

____

____

Gefühle und körperliche Reaktionen

____

____

____

Einschätzung der aktuellen Belastung bei der Erinnerung an die Situation

0 5 10

|—|—|—|—|—|—|—|—|—|—|

Skala der emotionalen Belastung (0 – keine Belastung; 10 – extreme Belastung)

In manchen Fällen ist es hilfreich, sich zunächst mit vergangenen Misserfolgserlebnissen zu beschäftigen, bevor Sie sich der neuen Herausforderung zuwenden. Dies ist aber nicht unbedingt notwendig. Ein Erfolgserlebnis – eine bestandene Prüfung, ein gelungenes Referat, ein erfolgreiches Bewerbungsgespräch – kann dazu führen, dass vergangene Misserfolge verblassen und unwichtig werden.

Wenn Sie an schwierige Situationen in der Vergangenheit denken, fallen Ihnen aber wahrscheinlich nicht nur Misserfolge ein. Welche

Aufgaben haben Sie erfolgreich gelöst? Welche Schwierigkeiten konnten Sie trotz Angst und Selbstzweifeln überwinden? Welche innere Einstellung hat Ihnen damals geholfen? Es lohnt sich, über diese Ressourcen nachzudenken! Die Erinnerung an vergangene Erfolge und die Überwindung von Schwierigkeiten kann Ihnen Kraft und Mut geben, um die neue Aufgabe anzupacken.

Vergangene erfolgreiche Situationen

____

____

____

Was hat mir geholfen, erfolgreich zu sein und Schwierigkeiten zu überwinden?

____

____

____

Was kann ich daraus für die aktuelle Situation lernen?

____

____

____

Nachdem Sie sich Gedanken über eine bevorstehende Leistungssituation, über belastende vergangene Erlebnisse, aber auch über frühere Erfolge gemacht haben, möchte ich Ihnen eine Reihe von Selbsthilfemethoden vorstellen. Sie können Ihnen dabei helfen, Angst, Unruhe und Selbstzweifel zu überwinden und Mut und ein gesundes Selbstvertrauen zu fördern.

5.2 Entspannungsübungen

Der Gedanke an zukünftige Leistungssituationen ist oft mit Anspannung oder Aufregung verbunden. Ein stark erhöhtes Erregungsniveau kann zu Konzentrationsproblemen bei der Vorbereitung und manchmal auch zu Schlafstörungen führen. Es gibt verschiedene Wege, die zu Entspannung bzw. zu einem optimalen Spannungsniveau führen.

Körperliche Aktivitäten wie Gymnastik, Spazierengehen, Joggen oder Radfahren sind oft nützlich, um überschüssige Energie auf natürliche Art abzubauen. Andererseits gibt es verschiedenartige Entspannungsmethoden, die dabei helfen, körperlich und seelisch zur Ruhe zu kommen. Haben Sie in der Vergangenheit positive Erfahrungen mit einer Entspannungsmethode, z. B. dem Autogenen Training oder der Progressiven Muskelrelaxation gemacht? Dann lohnt es sich, diese Übungen wieder aufzunehmen und regelmäßig durchzuführen.

Ich möchte Ihnen nun drei Entspannungsübungen vorstellen. Oft reichen eine oder zwei Minuten, um eine Wirkung zu verspüren. Sie können die Übungen aber auch für längere Zeit ausführen.

Atemübung

Setzen Sie sich bequem hin und spitzen Sie die Lippen, als ob Sie durch ein Röhrchen blasen würden. Atmen Sie nun fünf Sekunden mit gespitzten Lippen durch den Mund aus – zwei Sekunden Pause – drei bis fünf Sekunden durch die Nase einatmen – wie zuvor fünf Sekunden ausatmen usw. Sie können anfangs auf den Sekundenzeiger einer Uhr sehen, dann im Sekundenrhythmus zählen. Später können Sie auch auf das Zählen verzichten. Wenn Sie bemerken, dass ein etwas anderer Rhythmus für Sie angenehmer ist (z. B. länger als fünf Sekunden ausatmen), dann stellen Sie sich auf diesen Atemrhythmus ein. Diese Übung kann mit offenen oder mit geschlossenen Augen durchgeführt werden.

Überkreuz-Übung

Diese Übung und die Fingerberühr-Übung wurden im Rahmen der Energetischen Psychotherapie entwickelt (vgl. Eschenröder, 2012, S. 34f.; Bohne 2010b, S. 22ff.). Angeblich wird die Zusammenarbeit der beiden Gehirnhälften durch die Überkreuz-Übung verbessert. Ich weiß nicht, ob dies zutreffend ist. Wichtig ist nur, dass sie von vielen Personen als angenehm und entspannend erlebt wird. Die Übung wird folgendermaßen ausgeführt:

- Kreuzen Sie die Beine in Höhe der Fußknöchel.
- Strecken Sie die Arme aus und drehen Sie die Hände so, dass beide Daumen nach unten zeigen.
- Legen Sie eine Hand über die andere und falten Sie die Hände.
- Die gefalteten Hände führen Sie in einem Halbkreis zum Körper und legen Sie auf die Brust unterhalb des Kinns.
- Atmen Sie langsam aus und nach einer kurzen Pause wieder ein. (Ich finde es am günstigsten, durch die Nase einzuatmen und durch den Mund langsam wieder auszuatmen.)

Führen Sie diese Übung für eine bis zwei Minuten mit offenen oder geschlossenen Augen aus.
Wenn Sie Probleme mit der Durchführung dieser Übung haben (z. B. wegen Schmerzen in den Schultern), können Sie auch die Arme vor der Brust kreuzen.

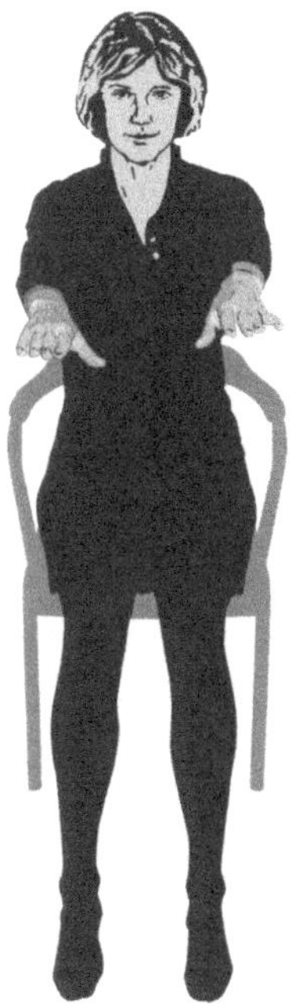
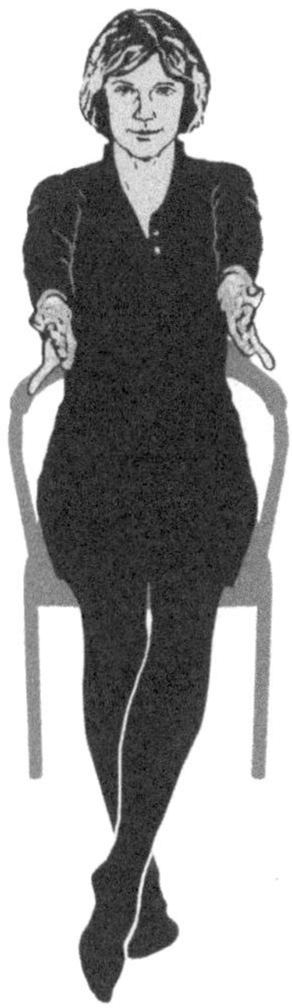
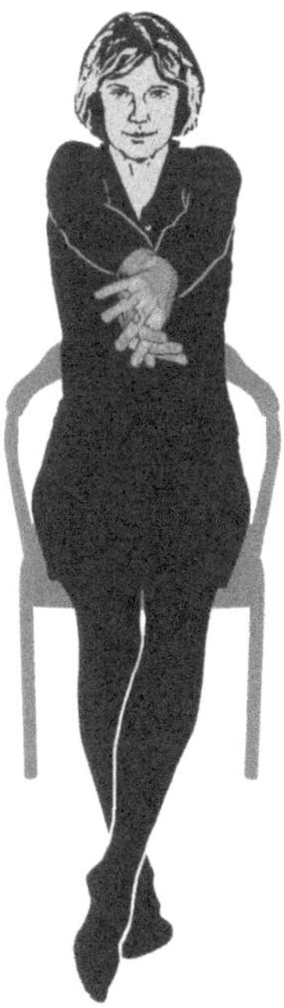
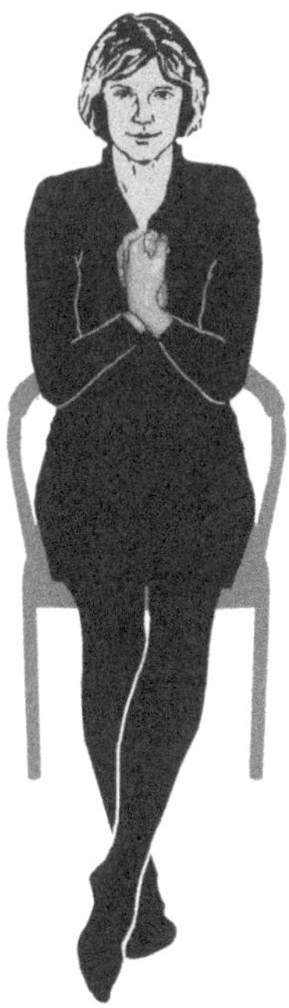

Fingerberühr-Übung

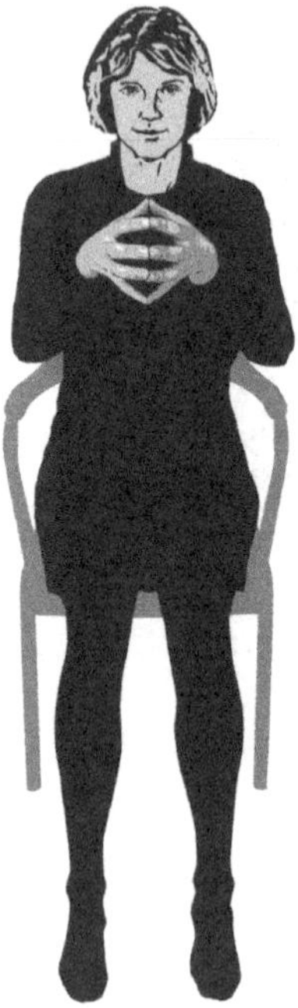

Diese Übung wird folgendermaßen durchgeführt:

- Die Fingerspitzen der geöffneten Hände berühren sich. Sie können die Hände in Höhe des Brustkorbs halten, während die Ellenbogen am Brustkorb anliegen, oder Sie legen die Hände in den Schoß.
- Atmen Sie langsam aus und nach einer kurzen Pause wieder ein. Wenn Sie dies mögen: Durch die Nase einatmen und durch den Mund langsam ausatmen.

Führen Sie diese Übung ein bis zwei Minuten mit offenen oder geschlossenen Augen aus.

Sie können eine dieser drei Übungen durchführen oder mehrere kombinieren. Manchmal wird empfohlen, zunächst die Überkreuz-Übung und anschließend die Fingerberührübung durchzuführen (Bohne, 2010b, S. 22ff.). Wählen Sie die Übung oder die Kombination von Übungen aus, die für Sie zu einem angenehmen Zustand von Ruhe und Entspannung führen. Selbstverständlich steht es Ihnen frei, die Übungen abzuwandeln, wenn die veränderte Version für Sie angenehmer und entspannender ist.

5.3 Förderung von Selbstakzeptanz

Viele Menschen, die unter Prüfungsangst, Redeangst oder anderen Leistungsängsten leiden, neigen dazu, sich selbst Vorwürfe zu machen, sich abzuwerten oder sich zu beschimpfen:

- *»Stell dich doch nicht so an!«*
- *»Reiß dich zusammen!«*
- *»In deinem Alter sollest du solche Probleme doch längst überwunden haben.«*
- *»Ich bin einfach nicht fähig, mit Stress umzugehen.«*
- *»Ich bin ein Versager.«*
- *»Mir geht auch alles schief.«*
- *»Du bist ein hoffnungsloser Fall!«*

Diese Art von Selbstvorwürfen und Selbstabwertung führen aber leider nicht dazu, dass die Ängste geringer werden. In vielen Fällen kann man sagen: Wenn Selbstvorwürfe hilfreich wären, dann hätten Sie die Probleme schon längst gelöst! Im Gegenteil führen sie oft zu einer Verschlimmerung der Probleme und verstärken den Teufelskreis der Angst.

Was kann man tun, um aus diesem Teufelskreis auszusteigen? Ein erster wichtiger Schritt ist, trotz der vorhandenen Probleme sich als Mensch zu akzeptieren und sich freundlich zu behandeln. Selbstakzeptanz bedeutet nicht, dass Sie sich mit den vorhandenen Problemen abfinden und resignieren. Ganz im Gegenteil! Wenn Sie sich akzeptierend, freundlich und ermutigend behandeln, haben Sie mehr Kraft, um Probleme zu bewältigen, als wenn Sie sich abwerten und Vorwürfe machen. Die Selbstakzeptanz-Übung hilft Ihnen, diese positive innere Einstellung zu entwickeln.

Selbstakzeptanz-Übung

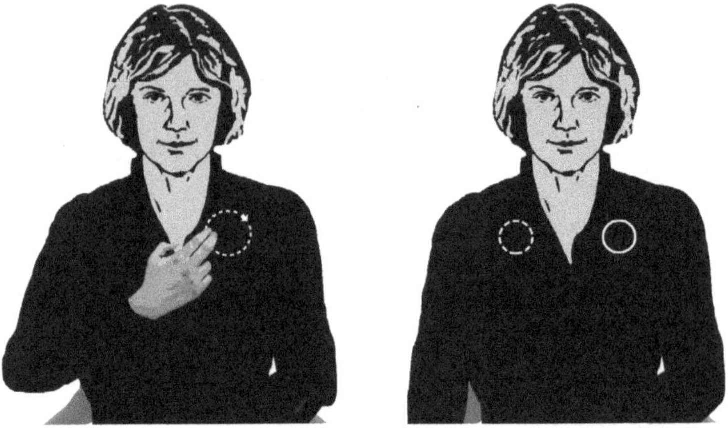

Normalerweise wird der Bereich auf der linken Körperseite, der Herzseite, sanft gerieben; sofern man dies als angenehmer empfindet, kann auch die rechte Seite gerieben werden.

Bei dieser Übung wird das aktuelle Problem angesprochen und mit einer selbstakzeptierenden Aussage verbunden. Während Sie den betreffenden Satz zweimal oder dreimal wiederholen, reiben Sie gleichzeitig sanft den Selbstakzeptanzpunkt auf der rechten oder der linken Körperseite oder klopfen den Handkantenpunkt.

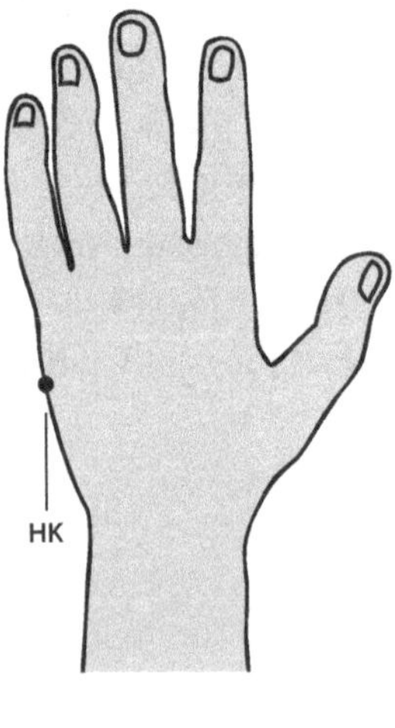

Der Selbstakzeptanz-Satz hat die allgemeine Form: »Auch wenn ich dieses Problem habe, liebe und akzeptiere ich mich so, wie ich bin.« Benennen Sie dieses Problem im ersten Teil des Satzes ganz konkret, wie die folgenden Beispiele zeigen:
»Auch wenn ich Angst habe, bei der Prüfung durchzufallen, ...«
»Auch wenn ich fürchte, mich bei meinem Referat zu blamieren, ...«
»Auch wenn ich auf Fragen keine Antwort weiß, ...«
»Auch wenn ich schon in der Schulzeit Angst hatte, etwas Falsches zu sagen, ...«
»Auch wenn ich furchtbar nervös bin, sobald der Chef hinter mir steht, ...«
Wenn Sie humoristische Übertreibungen mögen, können Sie den Selbstakzeptanz-Satz auch wie folgt formulieren:
»Auch wenn ich der größte Versager dieses Jahrhunderts bin, ...«
»Auch wenn ich bei meinem Vortrag total versage, ausgebuht und mit faulen Eiern beworfen werde, ...«
»Auch wenn ich bei der nächsten Prüfung einen Fehlerrekord aufstelle, ...«
Falls die Formulierung »... liebe und akzeptiere ich mich, so wie ich bin« in Verbindung mit dem Problem bei Ihnen einen inneren Widerstand auslöst und sich nicht stimmig anfühlt, sind andere Formulierungen besser geeignet:
»Auch wenn ..., bin ich okay, so wie ich bin.«
»Auch wenn ..., möchte ich mich mehr und mehr akzeptieren.«
»Auch wenn ..., möchte ich anfangen, mich freundlicher zu behandeln.«
»Auch wenn ..., bin ich ein Mensch mit Stärken und Schwächen.«
»Auch wenn ..., meint Eschenröder, dass es gut wäre, wenn ich mich akzeptiere und freundlich behandle.«
Schätzen Sie den Grad der Belastung beim Gedanken an das Problem auf der 0–10-Skala ein und führen Sie dann die Selbstakzeptanz-Übung mit einem für Sie stimmigen Satz durch. Vielleicht bemerken Sie dann bereits eine gewisse Erleichterung.
Sofern die Angst vor einer spezifischen Situation nicht mit einem Selbstwertproblem verbunden ist, können Sie das Reiben des Selbstakzeptanzpunkts oder das Beklopfen des Handkantenpunkts mit einem Satz verbinden, der sich auf das Loslassen der negativen Gefühle in Bezug auf Ihr Problem bezieht. Wiederholen Sie diesen Satz zweimal oder dreimal.

»Alle belastenden Gefühle, die mit … zu tun haben, möchte ich mehr und mehr loslassen.«
»Alle belastenden Gefühle, die mit … zu tun haben, möchte ich ganz und gar loslassen.«
»Alle belastenden Gefühle, die mit … zu tun haben, lasse ich mehr und mehr los.«
»Alle belastenden Gefühle, die mit … zu tun haben, lasse ich ganz und gar los.«

Im Anschluss an die Selbstakzeptanz-Übung oder die Übung zum Loslassen können Sie die Klopfmethoden anwenden, die im nächsten Abschnitt beschrieben werden. Dadurch können Sie belastende negative Gefühle und körperliche Symptome systematisch reduzieren oder ganz auflösen.

5.4 Klopfmethoden zur Verminderung belastender Gefühle

Die Methoden, die ich in diesem Abschnitt beschreibe, wurden, wie auch die Selbstakzeptanz-Übung, im Rahmen der Energetischen Psychotherapie entwickelt. Ich bin aufgrund meiner therapeutischen Erfahrungen und vieler wissenschaftlicher Untersuchungen von der Wirksamkeit dieser Methoden überzeugt; allerdings teile ich nicht die grundlegenden theoretischen Annahmen dieses Ansatzes (vgl. Eschenröder, 2018; 2019, S. 213 ff.). Daher benutze ich in diesem Buch den etwas saloppen Ausdruck *Klopfmethoden*.

Das Grundprinzip dieser Methoden kann man wie folgt beschreiben: *Die belastenden Gefühle werden aktiviert, indem man an die Problemsituation denkt, sie sich lebhaft vorstellt oder darüber spricht; gleichzeitig werden Berührungen und andere Stimulierungen durchgeführt, die als angenehm oder zumindest als neutral erlebt werden. Die wiederholte Koppelung dieser Aktivitäten führt dazu, dass die Intensität der belastenden Gefühle mehr und mehr abgeschwächt wird. Anschließend ist es möglich, hilfreiche Gedanken mit angenehmen Berührungen zu koppeln und dadurch zu verankern.*

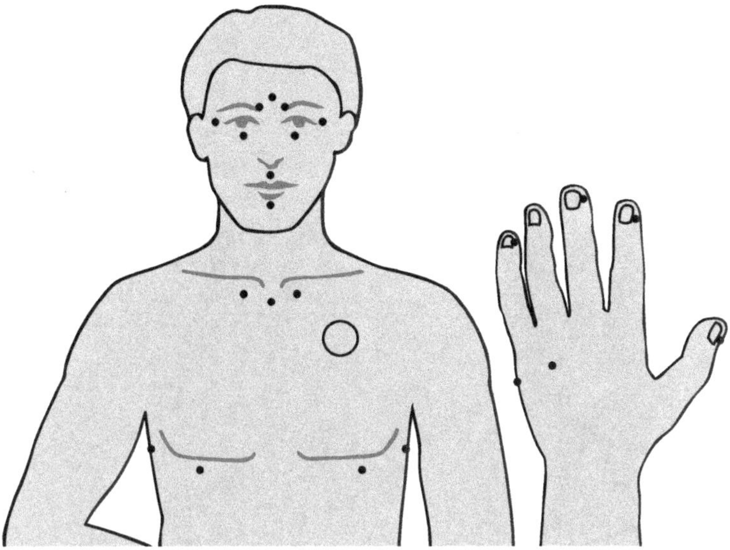

Die Akupunktur- oder Klopfpunkte

Wenn man an vergangene Misserfolge oder an zukünftige belastende Situationen und ein mögliches Scheitern denkt, werden bestimmte Regionen des Gehirns stark aktiviert. Die Nervenimpulse, die gleichzeitig durch Berührungen ins Gehirn geleitet werden, führen zu einer Hemmung und allmählich zu einer dauerhaften Verminderung der Übererregung (vgl. Abschnitt 3.4).

Klopfsequenzen

Die wichtigste Behandlungsmethode besteht darin, eine Reihe von Punkten der Körperoberfläche mit den Fingerspitzen zu beklopfen. Als besonders wirksam haben sich die Akupunkturpunkte herausgestellt, die schon in der Traditionellen Chinesischen Medizin genutzt wurden.

Die Abbildung auf Seite 88 zeigt die Behandlungspunkte, die bei den Klopfmethoden besonders häufig verwendet werden. Machen Sie sich mit diesen Behandlungspunkten vertraut. Bei allen Punkten am Kopf und am Oberkörper, die nicht in der Körpermitte liegen, können Sie die Punkte auf der rechten oder der linken Seite oder auf beiden Seiten

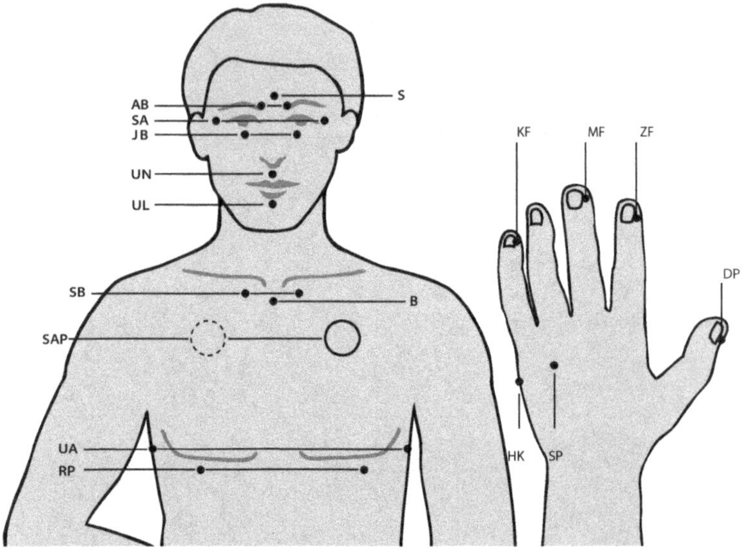

Behandlungspunkte, die bei den Klopfmethoden häufig verwendet werden: S = Stirn; AB = Augenbraue; SA = seitlich der Augen; JB = Jochbein; UN = unter der Nase; UL = unter der Unterlippe; B = Brustbein; SB = unter dem Schlüsselbein; UA = unter dem Arm; RP: Rippenpunkt; DP = Daumenpunkt; ZF = Zeigefinger; MF = Mittelfinger; KF = kleiner Finger; HK = Handkante; SP = Serienpunkt auf dem Handrücken.
SAP = Selbstakzeptanzpunkt (Dieser Bereich wird bei der Selbstakzeptanz-Übung auf der linken Körperseite sanft gerieben; wenn man dies als angenehmer empfindet, kann auch die rechte Seite gerieben werden.)

gleichzeitig beklopfen. Denken Sie an die Problemsituation und achten Sie auf die dabei auftauchenden Gefühle und körperlichen Empfindungen, während Sie mit zwei Fingern (Zeigefinger und Mittelfinger) die Punkte etwa sieben bis zwanzig mal klopfen. Die Berührung sollte gut spürbar, aber nicht schmerzhaft sein. (Sofern Sie bei bestimmten Punkten das Klopfen als unangenehm empfinden, gibt es auch die Möglichkeit, dass Sie diese Punkte berühren und reiben.)

Wenn Sie bemerken, dass Ihre Gedanken abschweifen, ist es hilfreich, bei jedem Klopfpunkt einen kurzen Satz auszusprechen, der Sie an die Problemsituation erinnert, z. B. »Angst vor der Prüfung«, »Furcht vor Blamage«, »Panik beim Gespräch mit dem Chef«. Es geht bei der Klopfübung nicht darum, sich abzulenken. Vielmehr kommt es darauf an, gedanklich bei der Problemsituation zu bleiben und die unangenehmen Emotionen zuzulassen, damit sie durch die Klopfsignale, die ins Gehirn weitergeleitet werden, abgeschwächt werden können.

Ich möchte Ihnen nun zwei verschiedene Vorgehensweisen beim Klopfen vorstellen:

1. Denken Sie an das Problem und schätzen Sie die Intensität der Belastung auf der 0–10-Skala ein. Führen Sie dann die Selbstakzeptanz-Übung oder die Übung zum Loslassen durch.
Beklopfen Sie nun alle Behandlungspunkte, während Sie weiter an das Problem und die dadurch ausgelösten Gefühle denken, eventuell mit Hilfe eines kurzen Erinnerungssatzes.
Spüren Sie dann nach, wie Sie sich beim Gedanken an das Problem fühlen und schätzen Sie erneut die Intensität der Belastung ein.
Manchmal tritt eine positive Veränderung gleich bei der ersten Klopfsequenz ein. Es kann auch sein, dass das belastende Gefühl zunächst stärker wird, wenn Sie mehr in Kontakt mit der vergangenen oder zukünftigen Situation kommen. Manchmal verändert sich auch das Erinnerungsbild bzw. das Vorstellungsbild; es kann weiter wegrücken oder klarer und deutlicher werden.
Wenn Sie feststellen, dass einer oder mehrere der Behandlungspunkte besonders wirksam sind, dann können Sie bei späteren Klopfsequenzen diese Lieblingspunkte länger beklopfen und andere weniger wirksame Punkte weglassen.
Wiederholen Sie die Selbstakzeptanz-Übung bzw. die Übung zum Loslassen und die Klopfsequenzen so oft, bis Sie eine deutliche Erleichterung spüren.
Entscheiden Sie selbst, ob Sie einen Zustand der Entspannung oder eine leichte bis mittlere Anspannung für die Vorbereitung und die Durchführung der Leistungssituation als besonders günstig empfinden.

2. Einige Psychotherapeuten schlagen für die Behandlung bestimmter Probleme spezielle Klopfsequenzen vor. Bei Angst vor Prüfungen und vor dem Sprechen in der Öffentlichkeit empfehlen Gallo und Vincenzi (2010, S. 76 ff.) nach der Durchführung der Selbstakzeptanzübung die folgenden drei Punkte zu klopfen: Jochbein (JB), unter dem Arm (UA) und Schlüsselbein (SB). Die gleiche Klopfsequenz empfiehlt Kaufmann (2002, S. 68 f.) bei Prüfungsangst.

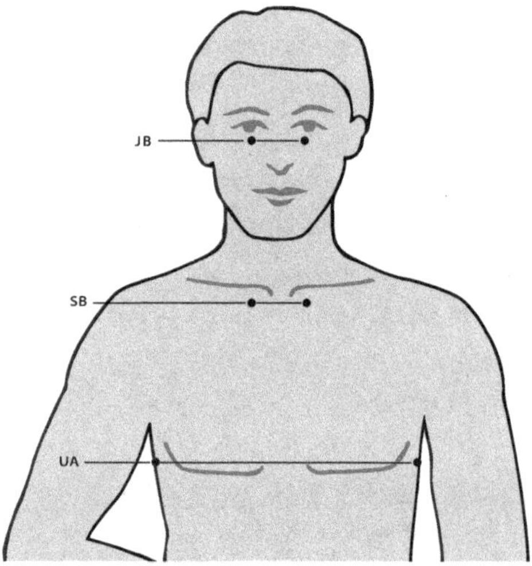

Spezielle Klopfsequenz bei Furcht vor Prüfungen und Reden

Bei Lampenfieber vor öffentlichen Auftritten schlägt Kaufmann (ebd., S. 54 f.) eine andere Sequenz vor: unter der Nase (UN), Schlüsselbein (SB), unter dem Arm (UA), Schlüsselbein (SB), unter dem Arm (UA).

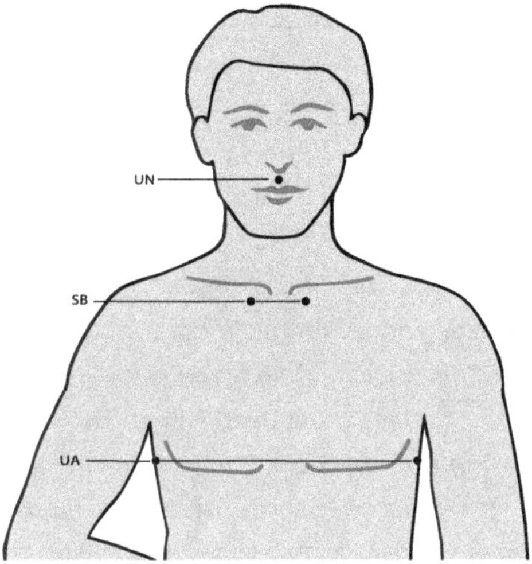

Spezielle Klopfsequenz bei Furcht vor öffentlichen Auftritten

Wenn Sie mit diesen Klopfsequenzen positive Erfahrungen machen, sollten Sie weiterhin bei Leistungsangst damit arbeiten. Ansonsten ist es sinnvoll, alle Behandlungspunkte zu klopfen und nachzuspüren, ob einige davon besonders wirksam sind.

Verschiedenartige Aspekte der Problemsituation und vergangene belastende Ereignisse

Manchmal reicht es für eine erfolgreiche Selbstbehandlung aus, ganz allgemein an die bevorstehende Problemsituation zu denken und dann die beschriebenen Methoden anzuwenden. In manchen Fällen zeigt aber eine gründliche Beschäftigung mit dem Problem, dass es verschiedene Aspekte hat (vgl. Abschnitt 5.1 über die Einschätzung der Leistungssituation). In diesen Fällen ist es sinnvoll, sich nacheinander mit diesen verschiedenen Aspekten des Problems zu beschäftigen.

Aspekte, die z. B. zum Problem »Redeangst« beitragen, könnten sein:

- Zweifel in Bezug auf den Inhalt der Rede,
- Furcht vor dem Zittern der Stimme,
- Furcht, beim Reden den roten Faden zu verlieren,

- Furcht vor spöttischen Zwischenrufen,
- Furcht vor Kritik und schwierigen Fragen.

Lenken Sie Ihre Aufmerksamkeit bei der Selbstakzeptanz-Übung bzw. der Übung zum Loslassen und bei den Klopfsequenzen nach und nach auf diese verschiedenartigen Aspekte des Problems. Dadurch erhöhen Sie die Chance, dass die störenden emotionalen Reaktionen abklingen.

Im Zusammenhang mit zukünftigen Herausforderungen tauchen oft Erinnerungen an vergangene Misserfolge, Schwierigkeiten und peinliche Situationen auf, die mit Gefühlen von Enttäuschung, Angst oder Scham verbunden sind. Diese Erinnerungen sind in einem assoziativen Netzwerk mit der aktuellen Situation verbunden. Wenn Sie nicht unter starkem Zeitdruck vor der nächsten Leistungssituation stehen, ist eine Verarbeitung dieser belastenden vergangenen Erfahrungen sinnvoll. Es ist wichtig, sich selbst mit diesen unangenehmen Erfahrungen mehr und mehr zu akzeptieren und die belastenden Gefühle durch Klopfen zu reduzieren. Wenn Sie damals Fehler gemacht haben, besteht nun die Gelegenheit, daraus zu lernen und einen neuen Weg zu gehen.

In manchen Fällen werden durch ein aktuelles Problem viele belastende Erinnerungen und schmerzliche Gefühle ausgelöst. Dann kann es hilfreich sein, sich Unterstützung zu holen und diese Erfahrungen im Rahmen einer Psychotherapie zu verarbeiten.

Die Behandlungsserie (Nine Gamut Treatment)

Diese Behandlungssequenz soll unterschiedliche Gehirngebiete aktivieren und dadurch die Wirksamkeit der Klopfsequenzen erhöhen.[8] Manchmal führt sie zu einer Verminderung der Belastung; es ist auch möglich, dass danach andere Aspekte des Problems auftauchen.

Bei der Behandlungsserie klopfen Sie kontinuierlich den Serienpunkt (SP) auf dem Handrücken und führen die folgenden neun Aktivitäten aus:

---

8 Gallo & Vincenzi (2010, S. 38) bezeichnen diese Behandlungssequenz als »Gehirnbalance«; Bohne (2010 b, S. 36 f.) bezeichnet sie als »Zwischenentspannung« und Vlamynck (2019, S. 118 f.) als »Zwischenintegration«.

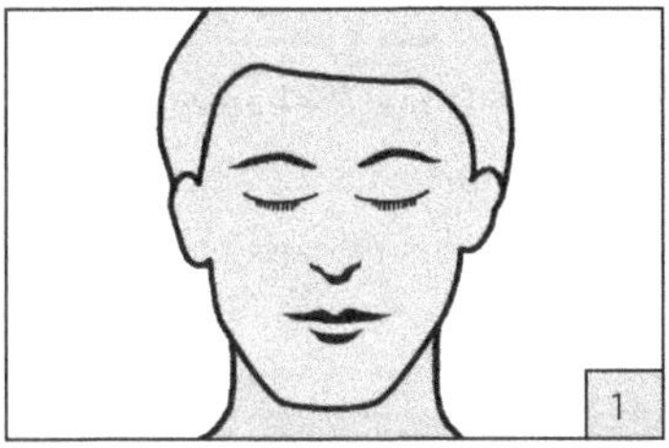

1. Augen schließen

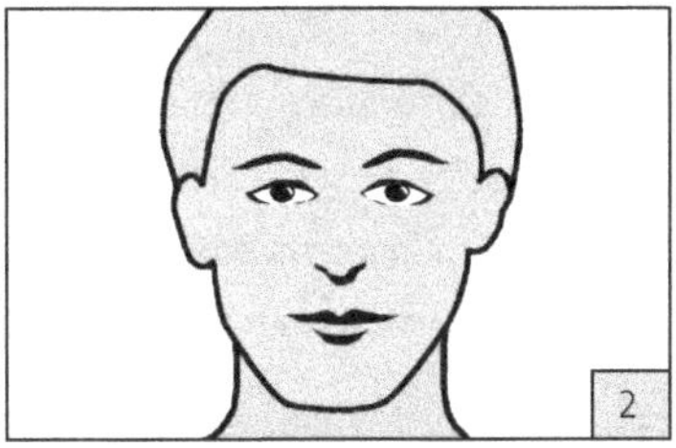

2. Augen öffnen

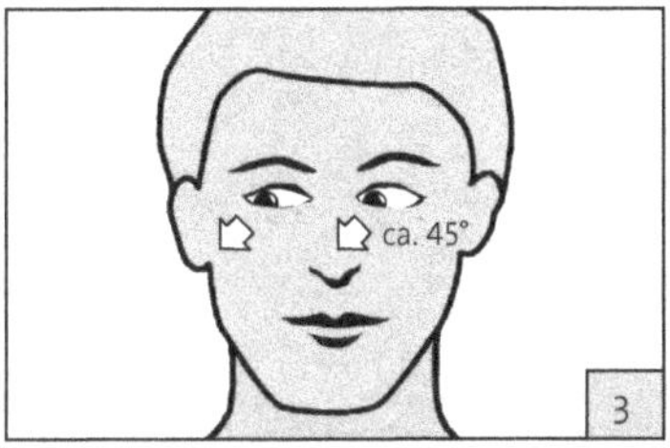

3. Nach unten rechts blicken

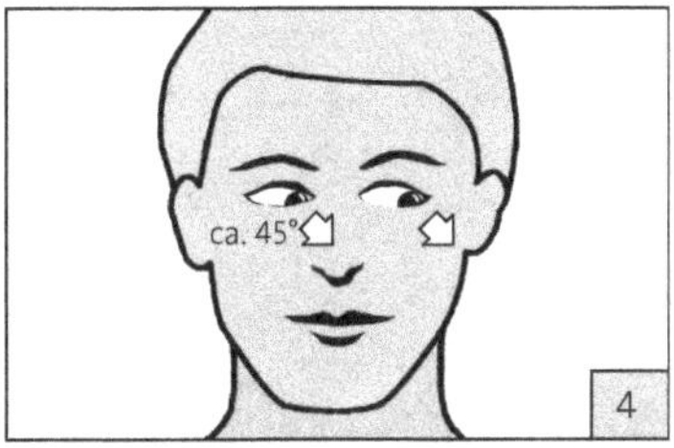

4. Nach unten links blicken

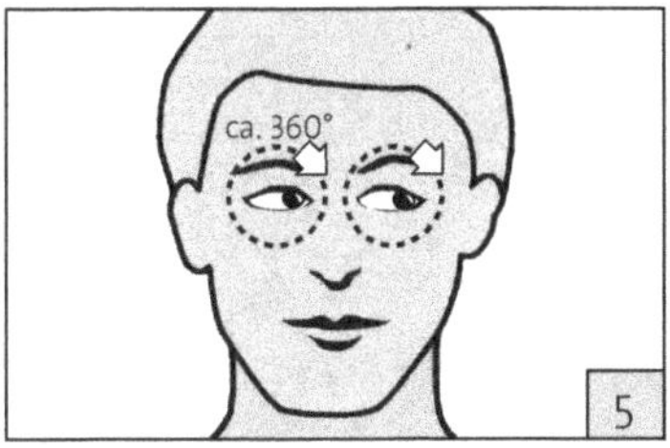

5. Die Augen im Uhrzeigersinn bewegen

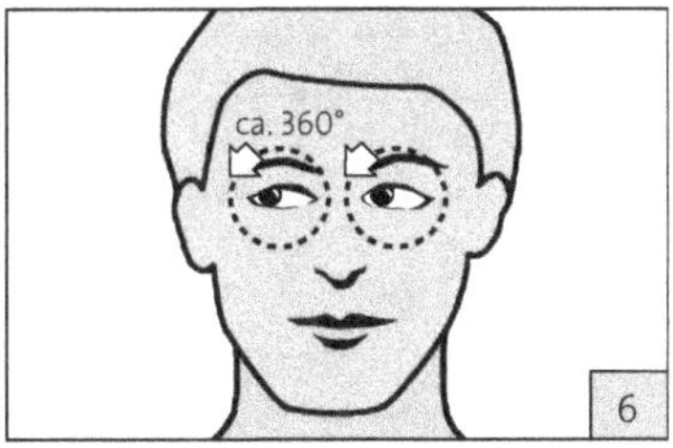

6. Die Augen gegen den Uhrzeigersinn bewegen

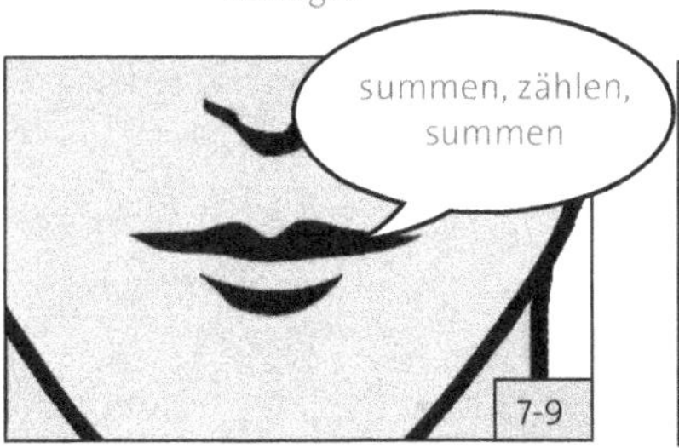

7. Eine Melodie summen (z. B. »Happy Birthday«)
8. Rückwärts zählen (z. B. von 60 bis 55)
9. Wieder die Melodie summen

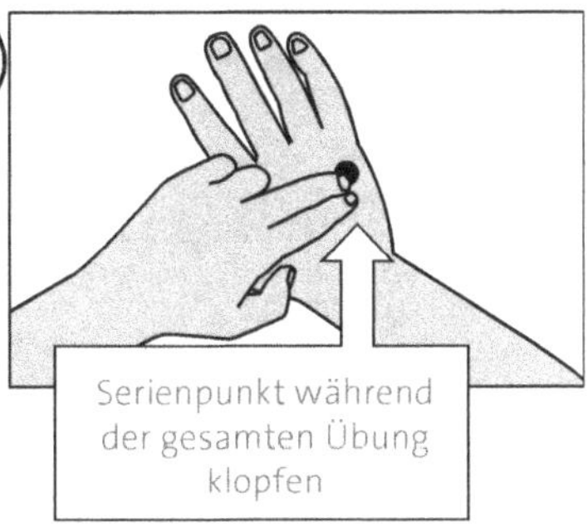

Behandlungsserie

Sie können diese Übung regelmäßig zwischen den Klopfsequenzen durchführen oder nur dann, wenn eine Stagnation eintritt und Sie bemerken, dass die emotionale Belastung nicht weiter abnimmt. Falls Sie keinen positiven Effekt verspüren, können Sie aber auch ganz auf diese Nebenbehandlung verzichten.

Augenrollen

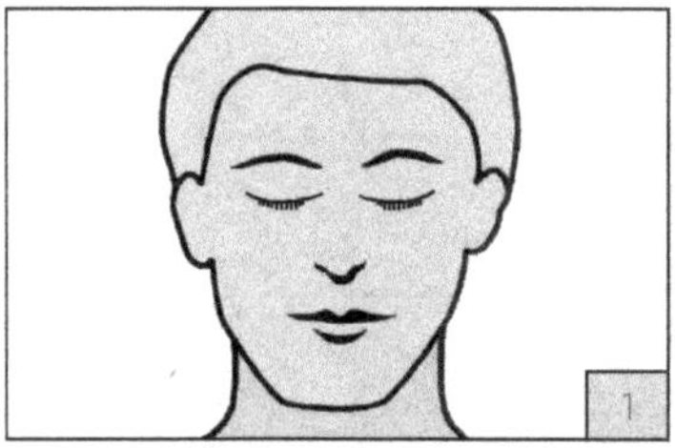

1. Schließen Sie die Augen

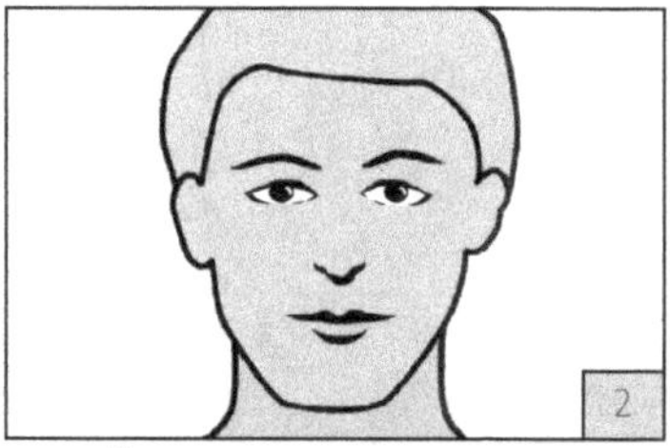

2. Öffnen Sie die Augen wieder

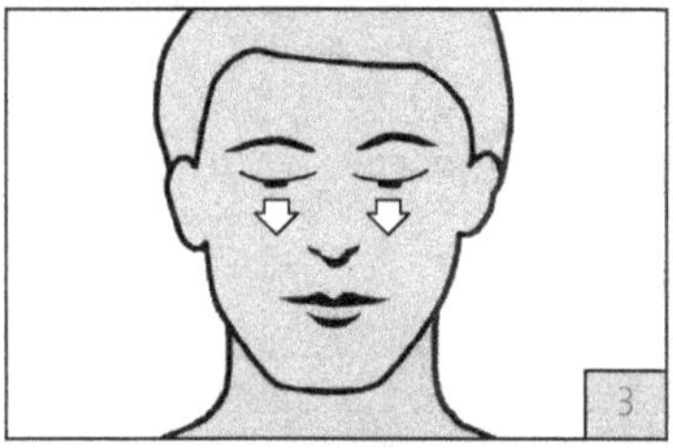

3. Bewegen Sie die Augen langsam von unten nach oben, ohne den Kopf zu bewegen (circa fünf Sekunden)

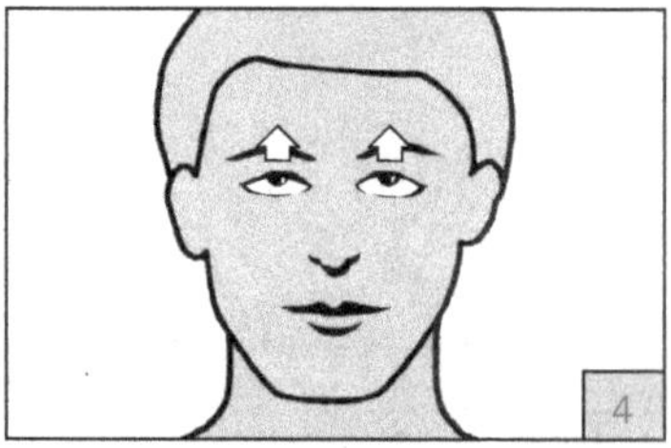

4. Blicken Sie ungefähr fünf Sekunden nach oben auf die eigenen Augenbrauen

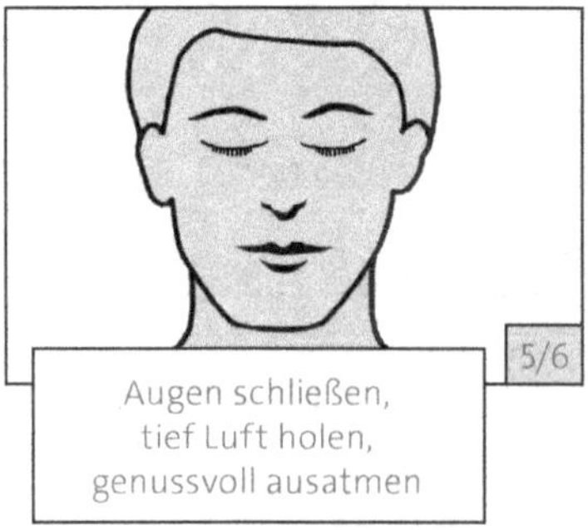

5. Holen Sie tief Luft, atmen Sie langsam aus und schließen Sie die Augen.

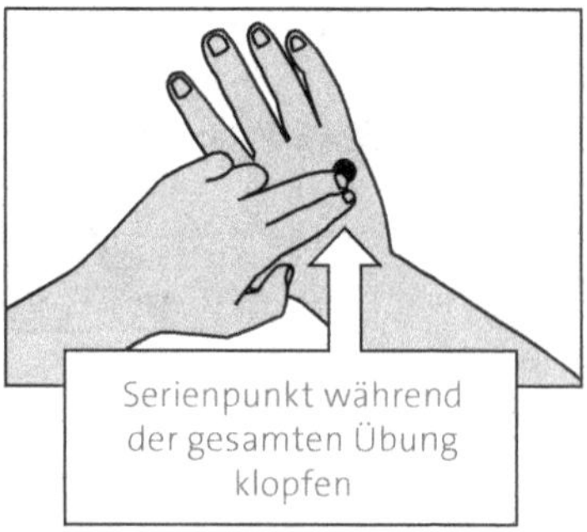

6. Beenden Sie das Klopfen und spüren Sie der Wirkung der Übung nach

Das Augenrollen ist eine Übung, die Sie durchführen können, wenn die emotionale Belastung bei der Vorstellung der Problemsituation schon deutlich abgesunken ist (circa 3 auf der 0–10-Skala der Belastung).[9] Oft führt dies zu einer weiteren Verminderung der Belastung.
Klopfen Sie bei dieser Übung kontinuierlich den Serienpunkt (SP) auf dem Handrücken und führen Sie die Aktivitäten durch wie in der Abbildung beschrieben.

Wenn diese Übung eine positive Wirkung hat, können Sie das Augenrollen in verschiedenen Situationen nutzen, um sich zu entspannen – vor allem, wenn Sie alleine sind und nicht von anderen Menschen beobachtet werden.

5.5 Entwicklung und Stärkung konstruktiver Gedanken

Die Anwendung der bisher beschriebenen Methoden kann Ihnen helfen, belastende Gefühle deutlich zu reduzieren oder ganz aufzulösen. Manchmal tauchen im Verlauf dieses Prozesses spontan hilfreiche lösungsorientierte Gedanken in Bezug auf Ihr Problem auf. Vielleicht haben Sie sich auch schon bei der Übung »Entwicklung einer positiv-realistischen Zielvorstellung« (S. 46) Gedanken gemacht, mit welcher inneren Einstellung und mit welchem Gefühlszustand Sie an die bevorstehende Leistungssituation herangehen wollen. Es folgen nun einige Anregungen, wie Sie hilfreiche Gedanken entwickeln können.

---

9 Diese Übung wird auch als »Abschlussentspannung« (Bohne, 2010 b, S. 39 ff.) oder »Abschlussintegration« (Vlamynck, 2019, S. 120) bezeichnet.

Übung: Brainstorming zur Entwicklung von konstruktiven Gedanken

Sie möchten mit einer bevorstehenden schwierigen Aufgabe erfolgreich umgehen. Welche Gedanken und Vorstellungen könnten Ihnen helfen, mit Mut und Zuversicht an diese Aufgabe heranzugehen? Notieren Sie nun alle Ideen, die Ihnen dazu einfallen. Verzichten Sie bei diesem Brainstorming zunächst auf alle kritischen Überlegungen und Einwände. Schreiben Sie alles auf – ob es nun vernünftig, ungewöhnlich oder verrückt klingt.

Sie können auch Ihrem Unterbewusstsein oder Ihrer Intuition den Auftrag geben, weitere gute Ideen zu produzieren. Entsprechende Gedanken könnten z. B. lauten: »Ich vertraue darauf, dass neue hilfreiche Gedanken zur Lösung meines Problems auftauchen werden.« »Ich gebe meinem Unterbewusstsein (meiner Intuition, meinen kreativen Fähigkeiten) die Aufgabe, gute Ideen für eine erfolgreiche Prüfung (eine überzeugende Rede, ein gutes Vorstellungsgespräch) zu entwickeln.« Möglicherweise tauchen dann beim Spazierengehen, in einer Kaffeepause, beim Gespräch mit Freunden oder vor dem Einschlafen weitere hilfreiche Gedanken auf.

Überprüfen Sie dann mit etwas zeitlichem Abstand: Welche Gedanken sprechen mich gefühlsmäßig an? Welche inspirieren und ermutigen mich? Schreiben Sie diese nützlichen Gedanken erneut auf. Wenn Sie sich wiederholt damit beschäftigen, können Ihnen diese Ideen bei der Vorbereitung und auch in der kritischen Situation helfen.

Alternativen zu negativen Gedanken ausarbeiten

Eine andere Art, hilfreiche Ideen zu entwickeln, beginnt damit, dass Sie zunächst alle Gedanken aufschreiben, die Sie entmutigen, blockieren oder unnötig unter Druck setzen. Überprüfen Sie diese Gedanken: Enthalten sie negative Übertreibungen? Werden positive Erfahrungen ausgeblendet? Blockieren Sie sich durch zu hohe Anforderungen? Wenn Sie dies feststellen, ist es wichtig, neue hilfreiche Gedanken zu entwickeln. Es folgen nun einige Anregungen für realistische positive Alternativen zu blockierenden negativen Denkweisen. Spüren Sie den Sätzen nach, die Sie übernehmen möchten oder die Sie selbst entwickeln: Spricht mich dieser Gedanke gefühlsmäßig an? Drückt er prägnant das aus, was ich anstrebe?

Vorbereitung auf Leistungssituationen

Negative blockierende Gedanken	Hilfreiche positive Gedanken
Ich schaffe es nicht! Die Aufgaben sind zu schwierig!	Denk an das, was Dir früher gelungen ist, auch wenn Du vorher daran gezweifelt hast. Ich gehe Schritt für Schritt voran. Wenn ich nicht weiterkomme, suche ich mir Unterstützung von anderen Personen.
Die Aufgaben liegen wie ein Berg vor mir.	Einen steilen Berg brauchst Du nicht an einem Tag besteigen. Teile Dir den Aufstieg in kleine Etappen ein. Mach immer wieder Pausen, blicke hinunter ins Tal und gib Dir Anerkennung für das, was Du bereits geschafft hast.
Ich habe nicht genügend Zeit, um alles zu lernen und gründlich vorzubereiten!	Weil die Zeit knapp ist, konzentriere ich mich auf die wesentlichen Punkte. Auch wenn ich nicht perfekt vorbereitet bin, will ich mit Mut an die Aufgabe herangehen!

Erwartungsangst vor einer Leistungssituation

Es wäre furchtbar, wenn ich in der Prüfung (bei dem Vortrag) so aufgeregt bin, dass ich nicht mehr weiterweiß!	Ich führe mehrmals täglich die Übungen durch, um übermäßige Angst und Aufregung zu reduzieren. Etwas Aufregung ist ganz normal. Mit Hilfe der neuen Methoden kann ich die Angst bewältigen und mit Mut und Zuversicht an die Aufgabe herangehen.
Ich komme mit Prüfungen (Referaten, Auftritten vor Publikum) nicht klar. Es geht schief oder ich vermeide es.	Auch wenn mir in der Vergangenheit vieles nicht gelungen ist (oder wenn ich schwierige Situationen vermieden habe), heißt das nicht, dass dies auch in Zukunft so sein wird. Ich kann die vergangenen Fehler analysieren, daraus lernen und eine neue Strategie entwickeln!
Mein Prüfer (mein Chef, meine Eltern, mein Partner) werden enttäuscht von mir sein, wenn ich bei dieser Aufgabe nicht erfolgreich bin.	Ich tue mein Bestes, um die Aufgabe gut zu erledigen. Wenn jemand anders nicht damit zufrieden ist, wäre das bedauerlich, aber keine Katastrophe. Ich konzentriere mich ganz auf die Aufgabe, nicht auf die Erwartungen anderer Menschen!
Wenn es nicht klappt, werde ich mir Vorwürfe machen und die Achtung vor mir verlieren.	Falls ich tatsächlich keinen Erfolg haben sollte, kann ich doch etwas Wichtiges für mein Leben lernen. Ich untersuche, weshalb es nicht geklappt hat, lerne aus den Fehlern und akzeptiere mich mit meinen Schwächen und Unzulänglichkeiten.
Wenn ich bei der Prüfung Erfolg habe, stehe ich vor einer neuen, ungewissen Lebenssituation, die mir Angst macht.	Ich konzentriere mich jetzt ganz auf die nächste Aufgabe. Wenn ich Erfolg habe, gibt mir das ein gesundes Selbstvertrauen, das mir auch in der neuen Lebenssituation hilft.

Übung: Blockierende Gedanken und hilfreiche Alternativen

Welche Gedanken gibt es, die Sie blockieren, entmutigen oder Angst hervorrufen? Schreiben Sie diese Gedanken auf und schätzen Sie auf der 0–10-Skala die Intensität der aktuell auftretenden belastenden Gefühle ein. Entwickeln Sie nun zu jedem blockierenden oder entmutigenden Gedanken eine konstruktive Alternative, die Sie emotional anspricht. Schätzen Sie erneut den Grad der Belastung auf der 0–10-Skala ein.

Negative blockierende Gedanken	Hilfreiche positive Gedanken

Emotionale Belastung bei Konzentration auf die negativen Gedanken 0–10-Skala	Emotionale Belastung bei Konzentration auf die hilfreichen Gedanken 0–10-Skala
0 — 5 — 10	0 — 5 — 10

Manchmal ist es hilfreich, ein kurzes prägnantes Motto für die Vorbereitung und/oder für die Leistungssituation zu formulieren, z. B.

- *»Schritt für Schritt komme ich voran!«*
- *»Jeden Tag komme ich ein Stück weiter!«*
- *»Ich schaffe es!«*
- *»Mit Mut und Zuversicht in die Prüfung!«*
- *»Ich spreche engagiert und mit Selbstvertrauen!«*
- *»Ich bleibe souverän und gelassen – auch bei Kritik.«*

Einschätzung der Stimmigkeit von positiven Gedanken.
Wenn Sie mögen, können Sie auch eine Skala benutzen, um einzuschätzen, wie stark der positive Gedanke für Sie gefühlsmäßig überzeugend und stimmig ist. 0 % bedeutet, dass dieser Gedanke für Sie überhaupt nicht überzeugend und stimmig ist; 100 % bedeutet, dass er verstandesmäßig und emotional vollkommen überzeugend und stimmig ist.

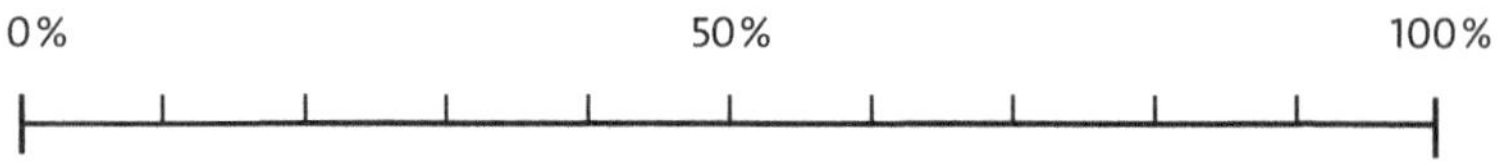

Skala der Stimmigkeit des positiven Satzes (0% = überhaupt nicht stimmig und überzeugend; 100% = vollkommen stimmig und überzeugend)

Wenn Ihnen ein Gedanke wenig überzeugend vorkommt, könnte es sein, dass er zu positiv formuliert ist. In diesem Fall ist es günstig, die Aussage abzuschwächen. Wenn der Satz »Ich schaffe es!« für Sie nicht glaubwürdig klingt, könnte eine andere Formulierung günstiger sein, z. B.: »Vielleicht kann ich es schaffen!« oder »Es gibt keine Erfolgsgarantie, aber ich versuche es trotzdem!«

Vielleicht ist es auch nötig, belastende Gedanken und Gefühle weiter zu bearbeiten und abzuschwächen, bevor Sie sich der positiven Alternative zuwenden.

Stärkung hilfreicher Gedanken

Wenn Sie einen konstruktiven Satz oder ein kurzes Motto gefunden haben, der Sie anspricht, dann ist es hilfreich, diesen Satz laut und mit starker Betonung auszusprechen. Nehmen Sie dazu eine Körperhaltung ein, die zu dem Inhalt der Aussage passt – aufrecht, selbstsicher und kämpferisch oder bei anderen Sätzen ruhig und gelassen.

Sie können einen positiven Satz auch mit einer passenden Geste kombinieren:

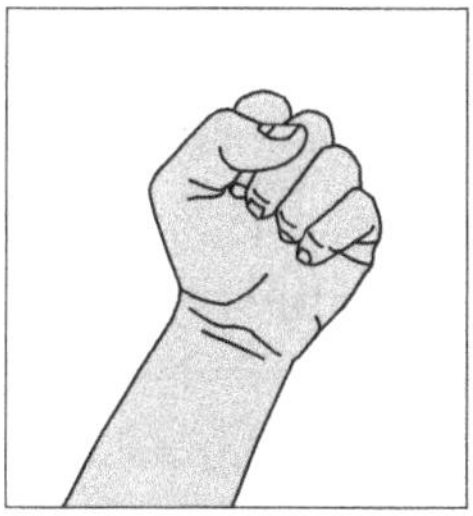

Eine geballte Faust

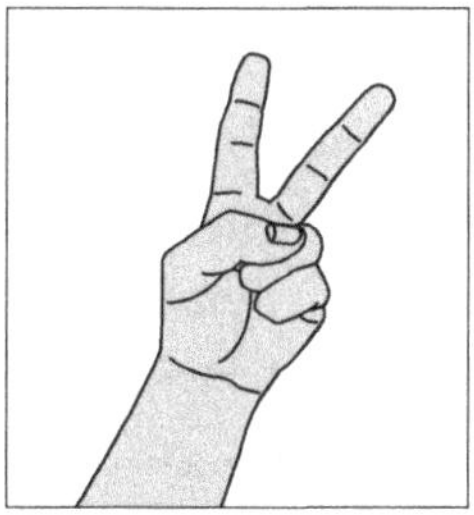

Das Victory-Zeichen machen

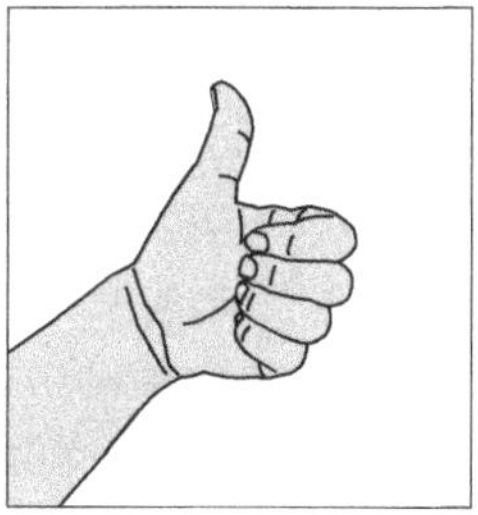

Mit dem Daumen nach oben zeigen

Verändert sich Ihre Einschätzung der Stimmigkeit dieser Gedanken, wenn Sie eine dazu passende Körperhaltung einnehmen?

Auch wenn ein hilfreicher Gedanke Ihnen überzeugend erscheint, reicht es nicht aus, sich nur einmal damit zu beschäftigen. Alte Denkmuster sind hartnäckig, auch wenn Sie erkannt haben, dass sie nicht nützlich sind oder sogar das Problem noch verstärken. Daher ist es wichtig, dass Sie sich immer wieder mit den neuen lösungsorientierten Ideen beschäftigen, z. B. jedes Mal, wenn Sie sich inhaltlich auf die Leistungssituation vorbereiten, oder immer dann, wenn noch einmal alte, blockierende Gedanken auftauchen.

Sie brauchen nicht gegen diese alten Gedanken anzukämpfen. Nehmen Sie solche Gedanken oder Vorstellungen kurz zur Kenntnis, um sie dann loszulassen. Auch dieses Loslassen können Sie mit einer Geste kombinieren:

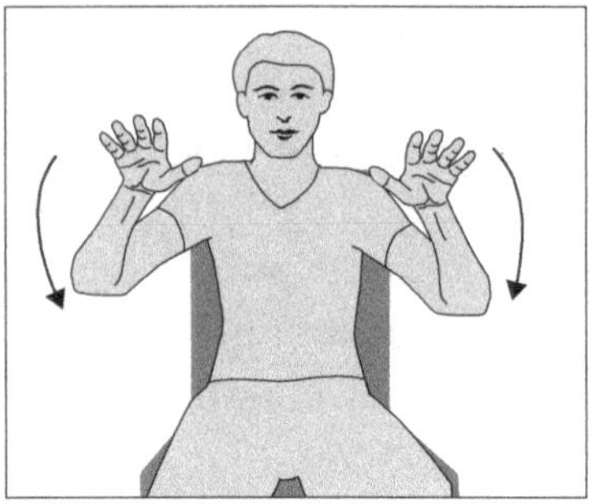

Hände sinken lassen

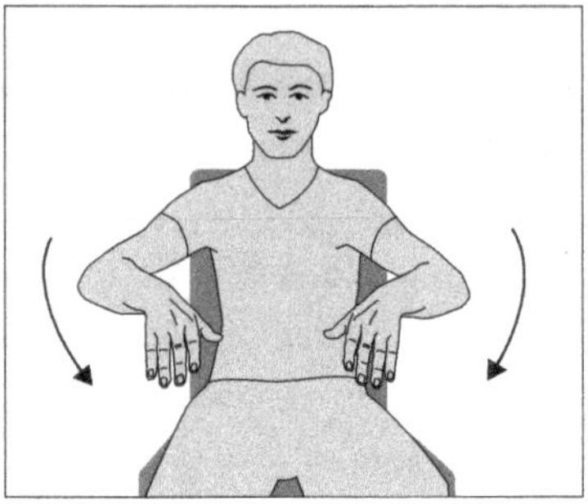

Ausatmen und den Gedanken loslassen

Lassen Sie die erhobenen Hände langsam sinken, während Sie durch den Mund ausatmen. Wenden Sie dann die Aufmerksamkeit entweder der aktuellen Situation oder den hilfreichen neuen Gedanken zu.

Die im Abschnitt 5.4 beschriebenen Klopfmethoden können nicht nur helfen, belastende Emotionen abzuschwächen, man kann sie auch nutzen, um hilfreiche Gedanken und die damit verbundenen Gefühle zu stärken.

Eine Möglichkeit besteht darin, die vier Mittellinienpunkte zu beklopfen oder sanft zu reiben und anschließend die Hand auf das Herz zu legen. Bei jedem dieser Punkte sprechen Sie den positiven Satz, den Sie sich einprägen wollen, laut oder in Gedanken aus.

Wenn Sie bei den Übungen zur Abschwächung negativer Gefühle herausgefunden haben, dass einige Punkte besonders wirksam sind, können Sie auch diese Lieblingspunkte klopfen oder reiben, während Sie den positiven Satz aussprechen oder daran denken (siehe die Übersicht der Klopfpunkte auf Seite 88).

Schätzen Sie nach jeder Übung ein, wie stimmig und überzeugend der hilfreiche Gedanke ist. Oft steigt der Wert an, wenn Sie die Übungen wiederholt durchführen. Es ist nicht nötig, dass Sie 100 Prozent erreichen, aber es ist erstrebenswert, dass der Wert deutlich über 50 Prozent liegt.

5.6 Paradoxe Intention

Im vorigen Abschnitt wurde beschrieben, wie blockierende und entmutigende Gedanken entkräftet werden können, indem man hilfreiche positive Alternativen entwickelt und stärkt. Es gibt aber noch einen anderen Weg: Man kann sich von dem Einfluss dieser Gedanken befreien, indem man die eigenen Befürchtungen drastisch übertreibt und durch humoristische Formulierungen sich über negative Gedanken und Ängste lustig macht (vgl. die Beispiele in Abschnitt 3.3).

Wenn Sie befürchten, Symptome wie Zittern, Schwitzen, Erröten, Herzrasen oder Stottern könnten Sie in der Leistungssituation behindern, dann führen Gedanken wie »Hoffentlich zittere ich nicht!« oder »Ich darf nicht rot werden, sonst blamiere ich mich fürchterlich!« oft gerade zum Auftreten dieser körperlichen Reaktionen.

Es fühlt sich wahrscheinlich ganz anders an, wenn Sie diese Befürchtungen übertreiben und verspotten:

- *»Heute will ich den Zuhörern tüchtig etwas vorzittern! Das Manuskript wird vom Rednerpult herunterflattern, und die Zuhörer amüsieren sich, wenn ich die Blätter mühsam wieder auflese!«*
- *»Ich will versuchen, dass mir der Schweiß in Strömen von der Stirn tropft!«*
- *»Mein Kopf soll rot werden und leuchten wie eine helle Lampe. Dann ist mein Gehirn gut durchblutet.«*
- *»Ich will versuchen, meine Herzfrequenz im Sitzen von 80 auf 120 zu steigern. Bei der Prüfung will ich einen neuen Rekord aufstellen!«*
- *»Wenn ich dem Prüfer tüchtig etwas vorstottere, hat er Mitleid mit mir und beurteilt mich milde.«*
- In eine Prüfung oder ein Bewerbungsgespräch können Sie auch mit dem Motto *»Du hast keine Chance. Nutze sie!«* gehen. Weitere Ideen:
- *»Ich will einen Rekord im Fehlermachen aufstellen!«*
- *»Diesmal will ich mich richtig gründlich blamieren. Man wird noch jahrelang über mein Versagen reden.«*

Spricht Sie die Idee an, sich über Ihre Ängste lustig zu machen und sich auf humoristische Art davon zu distanzieren? Konnten Sie über eine oder mehrere der vorgeschlagenen Formulierungen schmunzeln? Dann ist die Methode der *paradoxen Intention*, die der Psychotherapeut Viktor Frankl (1985) propagierte, wahrscheinlich auch für Sie gut geeignet. Wenn Ihnen dieses Vorgehen dagegen merkwürdig oder abwegig vorkommt, sollten Sie lieber mit den anderen Methoden arbeiten, die in diesem Kapitel beschrieben werden.

Übung: Paradoxe Intention

Denken Sie an eine zukünftige Situation, die bei Ihnen Angst auslöst, und achten Sie auf die negativen Gedanken, die in diesem Zusammenhang auftauchen. Schätzen Sie die Intensität der belastenden Gefühle auf der 0–10-Skala ein.

0 5 10

Erwartungsangst bei dem Gedanken an die zukünftige Leistungssituation

Formulieren Sie einen übertriebenen, humoristisch getönten Satz in Bezug auf Ihr Problem. Nehmen Sie sich vor, absichtlich ein Symptom hervorzurufen, das normalerweise unwillkürlich auftritt. Sprechen Sie diesen Satz (laut oder in Gedanken) aus und beobachten Sie, welche Wirkung dies hat. Wenn die Erwartungsangst geringer wird oder verschwindet und wenn Sie über Ihre Befürchtungen schmunzeln oder lachen können, dann sollten Sie weiter mit der Methode der paradoxen Intention arbeiten. Es ist möglich, dass dann auch spontan hilfreiche Gedanken auftauchen.

0 5 10

Erwartungsangst bei dem Gedanken an die zukünftige Leistungssituation nach der Anwendung der paradoxen Intention

5.7 Einüben von angemessenem Verhalten

Um sich auf schwierige Leistungssituationen vorzubereiten, ist es wichtig, ein angemessenes Verhalten zu üben. Darauf wurde schon im vierten Kapitel über die inhaltliche Vorbereitung hingewiesen. Wiederholte Übungen können dabei helfen, in der zukünftigen Situation kompetenter zu handeln, Zuversicht zu entwickeln und übermäßige Aufregung zu reduzieren. Im Folgenden möchte ich die verschiedenen Übungsmöglichkeiten darstellen.

Mentales Training

Manche Menschen stellen sich stets Misserfolge oder Katastrophen vor, wenn sie mit schwierigen zukünftigen Aufgaben konfrontiert sind. Wenn dies wiederholt geschieht, handelt es sich gewissermaßen um ein negatives Mentales Training, das Angst und Vermeidungstendenzen begünstigt. Misserfolgs- und Katastrophenfantasien zeigen den Einfluss, den bildhafte Vorstellungen auf Gefühle, das körperliche Befinden und die Leistungsfähigkeit ausüben. Es gibt aber bessere Möglichkeiten, um seine Fantasie zu nutzen.

Beim Mentalen Training kann man zwei verschiedene Formen unterscheiden, nämlich die *Bewältigungsfantasie* und die *Erfolgsfantasie.* Bei der Bewältigungsfantasie stellt man sich vor, dass man in der kritischen Situation mit Schwierigkeiten konfrontiert ist, mit denen man auf angemessene Art umgeht und sie überwindet. Bei der Erfolgsfantasie stellt man sich vor, dass man in der Leistungssituation optimal und fehlerfrei handelt. Sofern Sie bisher häufig zu Misserfolgs- und Katastrophenfantasien neigten, ist es sinnvoll, auf Bewältigungsfantasien umzusteigen und mögliche Schwierigkeiten vorwegzunehmen. Wenn Sie schon relativ gut mit einer Situation zurechtkommen, kann die wiederholte Durchführung einer Erfolgsfantasie Ihre Leistung noch weiter verbessern. Manche Spitzensportler nutzen diese Form des Mentalen Trainings zur Vorbereitung auf Wettkämpfe.

Eberspächer (2004, S. 74 f.) schildert als ein weiteres Beispiel für die Anwendung des Mentalen Trainings die Übungen eines Flugkapitäns, der sich auf mögliche technische oder fliegerische Probleme vorbereitete. Er ging in drei Schritten vor: 1. Das *Aufschreiben* der einzelnen Schritte zur Bewältigung des Problems. 2. Das *Auswendiglernen* dieser Punkte. 3. Das *entspannte Hinsetzen*, um sich mental in die Situation im Flugzeug zu versetzen und die Problemsituationen durchzuspielen.

Diese Methode können Sie ebenfalls nutzen, wenn Sie sich auf eine Prüfung, ein Bewerbungsgespräch oder auf einen Vortrag mit Diskussion vorbereiten. Schreiben Sie auf, mit welcher inneren Einstellung und mit welchem Gefühlszustand Sie in die betreffende Situation gehen möchten. Wie wollen Sie auftreten und auf Fragen oder kritische Einwände reagieren? Entwickeln Sie insbesondere einen Plan für den Fall, dass Sie länger überlegen müssen, um eine Antwort zu finden, oder dass Sie eine Frage nicht beantworten können.

Es folgen zwei Beispiele für Texte zum Mentalen Training:

Vorbereitung auf eine mündliche Prüfung

Ich gehe mit Gelassenheit und voller Konzentration in die Prüfungssituation. Alles, was ich gelernt habe, fällt mir im richtigen Augenblick ein. Nach der Begrüßung stelle ich mein Spezialthema vor. Ich habe mich gut vorbereitet und trage mein Thema lebhaft und sicher vor. Wenn ich trotzdem etwas aufgeregt sein sollte, ist das ganz normal – ich atme tief durch und lenke die Aufmerksamkeit wieder auf das Thema der Prüfung.

Bei schwierigen Fragen lasse ich mir Zeit für die Antwort. Wenn ich eine Frage nicht verstanden habe, bitte ich den Prüfer, sie noch einmal zu wiederholen. Falls ich eine Frage nicht beantworten kann, ist das auch kein Unglück. Ich kann die Prüfung bestehen, auch wenn ich nicht alles weiß. Ich sage, dass ich keine Antwort weiß, und konzentriere mich auf die nächste Frage.

Ich bin sicher, dass ich Schwierigkeiten überwinden kann. Dadurch wächst meine Zuversicht, dass ich in Prüfungen immer sicherer und gelassener mein Wissen zeigen kann.

Mit jeder Übung setzen sich diese hilfreichen Gedanken mehr und mehr in meinem Gedächtnis fest. Sie wirken weiter und helfen mir in der Prüfung, konzentriert und gelassen zu bleiben.

Vorbereitung auf einen Vortrag

Ich gehe mit Mut und Zuversicht nach vorne, um meinen Vortrag zu halten. Ich nehme Blickkontakt zum Publikum auf und spreche klar und deutlich. Ich habe mich gründlich auf mein Thema vorbereitet und kann meinen Standpunkt mit guten Argumenten vertreten. Wichtige Argumente unterstreiche ich mit Gesten.

Meine PowerPoint-Präsentation enthält alle wichtigen Grundgedanken und Abbildungen. Wenn ich einmal unsicher sein sollte, kann ich mich daran orientieren und finde den roten Faden wieder. Für den unwahrscheinlichen Fall, dass die Technik versagt, habe ich mein Manuskript dabei.

Ich betrachte den Vortrag als eine Herausforderung, die ich meistern werde. Wenn ich aufgeregt sein sollte, akzeptiere ich das und wandle es um in eine Anregung für lebhaftes Reden.

Ich beende den Vortrag mit einem prägnanten Schlusssatz und bedanke mich für die Aufmerksamkeit der Zuhörer.

Ich habe mich auf Fragen und Kritik vorbereitet. Von unsachlicher Kritik lasse ich mich nicht provozieren; ich vertrete meine Überzeugungen ruhig und sachlich. Für positive Kommentare bedanke ich mich.

Jedes Mal wenn ich diese Übung durchführe, prägen sich die konstruktiven Gedanken immer fester und sicherer ein. Ich werde diese Herausforderung meistern!

Vielleicht regen diese Texte Sie dazu an, ein Skript zu entwickeln, das für Ihre individuelle Situation passend und motivierend ist. Schon das Aufschreiben hilft Ihnen, die Gedanken in eine positive Richtung zu lenken. Wenn der erste Entwurf Sie nicht überzeugt, können Sie weiter daran arbeiten und den Text verändern, bis er für Sie stimmig ist.

Übung: Mentales Training

Schreiben Sie auf, mit welcher Einstellung und welchen Gefühlen Sie in die Leistungssituation gehen möchten und wie Sie sich verhalten wollen. Welche Probleme könnten auftreten und wie wollen Sie mit diesen Schwierigkeiten erfolgreich umgehen?

Wenn Sie mit diesem Text vertraut sind, setzen Sie sich bequem hin, schließen die Augen und spielen in Ihrer Vorstellung durch, wie Sie in der zukünftigen Situation erfolgreich handeln und Schwierigkeiten bewältigen. Sofern Sie nervös oder angespannt sind, ist es hilfreich, vor dem Beginn des Mentalen Trainings eine Entspannungsübung durchzuführen. Im Abschnitt 5.2 werden drei kurze Übungen beschrieben, die entspannend wirken.

Achten Sie darauf, ob es Ihnen gelingt, sich in die zukünftige Situation zu versetzen und (zumindest ansatzweise) den beschriebenen positiven Gefühlszustand zu spüren. Wenn Sie mit dem Mentalen Training positive Erfahrungen machen, ist es sinnvoll, täglich ein oder zwei Mal diese Art des geistigen Probehandelns durchzuführen.

Falls es Ihnen schwerfällt, sich auf die Übung zu konzentrieren, möchte ich Ihnen eine Variante vorschlagen: Machen Sie eine Tonaufnahme von der Entspannungsübung und dem Text zum Mentalen Training, z. B. mit einem Smartphone. Sie können den Text selber sprechen oder einen Bekannten oder Verwandten bitten, dies für Sie zu tun. Erfahrungsgemäß ist es dann meist wesentlich leichter, sich entspannt auf die Inhalte zu konzentrieren.

Übungen mit und ohne Zuhörer und Rollenspiele

Wenn Sie sich auf einen Vortrag, einen musikalischen Auftritt, eine sportliche Übung oder irgendeinen anderen Auftritt vor Publikum vorbereiten, ist es entscheidend wichtig, dies aktiv zu üben.

Sie können für eine Rede allein üben, indem Sie den Text laut vortragen, wenn Sie ungestört sind. Falls dies nicht möglich ist, können Sie flüstern oder unhörbar sprechen. Bei dieser Gelegenheit sollten Sie auch testen, wie viel Zeit Sie für Ihre Rede brauchen, ob Sie sie kürzen sollten oder bestimmte Punkte ausführlicher darstellen können (vgl. Abschnitt 4.3.2).

Wenn Sie die Gelegenheit haben, zu Übungszwecken vor einer oder mehreren Personen aufzutreten, ist dies der Ernstsituation schon etwas ähnlicher. Sie können von den Zuhörern wertvolle Hinweise zum Inhalt und zur Art Ihres Vortrags bekommen. Auch bei musikalischen oder anderen Auftritten ist es wichtig, positive oder negative Rückmeldungen zu bekommen, um die eigene Leistung zu verbessern. Besonders relevant sind Rückmeldungen, wenn die Person zu der Zielgruppe Ihres Auftritts gehört.

Auch für Prüfungen mit Wissensfragen können Sie allein üben, z. B. mit Karteikarten, auf denen auf einer Seite eine Frage und auf der anderen Seite die Antwort steht. Im Rahmen einer Lernpartnerschaft oder einer Lerngruppe gibt es aber auch die Möglichkeit, Prüfungssituationen in Rollenspielen zu üben (vgl. Abschnitt 4.2.3).

Aktive Übungen sind nicht nur wichtig, um sich bestimmte Inhalte oder Bewegungsabläufe einzuprägen, durch wiederholte Übungen kann auch die Selbstwirksamkeit, das Vertrauen in die eigenen Fähigkeiten, deutlich gestärkt werden.

Abgestufte Übungen. Wenn Sie einen Auftritt vor einer oder mehreren Personen proben, dann ist dies eine abgestufte Übung, die weniger belastend ist als die Ernstsituation. Suchen Sie, wann immer dies möglich ist, nach Übungsmöglichkeiten, um positive Erfahrungen bei der Bewältigung von Situationen zu machen, die schwierig sind, Sie aber nicht überfordern.

Was könnte eine Studentin tun, die starke Angst hat, in einem Seminar ein Referat zu halten, und sich vor einer kritischen Beurteilung ihrer Professorin fürchtet? Wenn sie bisher geschwiegen hat, kann sie beginnen, in diesem Seminar und in anderen Lehrveranstaltungen Fragen zu stellen. Der nächste Schritt besteht darin, sich aktiv an Diskussionen zu beteiligen. Sie sollte einen Termin mit der Professorin vereinbaren, um sich über die Anforderungen an das Referat zu unterhalten und um ihre Angst vor Autoritätspersonen abzubauen. Vielleicht kann sie in diesem Gespräch erzählen, dass sie unter Redeangst leidet, und fragen, wie sie damit am besten umgehen könne.

Was könnten Sie tun? Welche Aufgaben können Sie sich stellen, um sich auf eine anspruchsvolle Leistungssituation vorzubereiten?

Kurse, Coachings und psychotherapeutische Behandlungen. Rhetorikkurse, Kurse zur Prüfungsvorbereitung und Bewerbungstrainings bieten Übungsmöglichkeiten, um sich auf die Ernstsituation vorzubereiten. Volkshochschulen und andere Veranstalter bieten Rhetorikkurse an, Beratungsstellen an Hochschulen führen Kurse zur Prüfungsvorbereitung durch und Jobcenter vermitteln Bewerbungstrainings. Sie können davon ausgehen, dass die meisten Teilnehmer solcher Kurse mehr oder weniger starke Probleme in Bezug auf Reden, Prüfungen oder Bewerbungen haben. Falls Sie trotzdem befürchten, sich bei einem solchen Kurs zu blamieren, ist das eine gute Gelegenheit, die oben beschriebenen Selbsthilfemethoden zum Abbau von Ängsten und zur Steigerung des Selbstvertrauens anzuwenden.

Es gibt auch die Möglichkeit, bei einer Beratungsstelle, durch ein individuelles Coaching oder eine Psychotherapie Hilfe zur Überwindung von blockierenden Leistungsängsten zu bekommen. Die Kosten für psychotherapeutische Behandlungen werden von den Krankenkassen übernommen, wenn eine krankheitswertige Störung vorliegt. In manchen Fällen handelt es sich bei ausgeprägter Leistungsangst um eine *spezifische (isolierte) Phobie*. In anderen Fällen ist die Leistungsangst ein Aspekt einer *sozialen Phobie*, die in unterschiedlichen sozialen Situationen auftritt und zu Angstreaktionen mit Symptomen wie Erröten, Händezittern, Übelkeit, Drang zum Wasserlassen oder Vermeiden von Blickkontakt führt. Oft versucht die Person dann, angstauslösende Situationen möglichst zu vermeiden.

Wenn Sie Unterstützung durch ein Coaching oder eine Psychotherapie suchen, können Sie den Behandler fragen, ob er mit den gleichen oder ähnlichen Methoden arbeitet, die in diesem Buch beschrieben werden. Coaching und Psychotherapie sind in erster Linie Hilfe zur Selbsthilfe. Die hier vorgestellten Selbsthilfemethoden können therapeutische Prozesse deutlich erleichtern und unterstützen.

5.8 Überwindung von Lösungsblockaden und inneren Widerständen

Wenn Sie die beschriebenen Übungen zur Verminderung von emotionalen Belastungen wiederholt durchführen, führt dies in der Regel zu positiven Veränderungen. Was können Sie aber tun, wenn Sie keine oder nur unzureichende Veränderungen feststellen? Michael Bohne (2010b, S. 44) beschreibt fünf Lösungsblockaden, die die Wirksamkeit von Klopfmethoden (und wahrscheinlich auch von anderen Selbsthilfemethoden) beeinträchtigen:

1. Man macht sich einen oder mehrere Selbstvorwürfe.
2. Man macht (immer noch) anderen Menschen einen oder mehrere Vorwürfe.
3. Man verharrt noch in einer Erwartungshaltung (anderen Menschen gegenüber), von der man sich noch nicht gelöst hat.
4. Man schrumpft innerlich, fühlt sich also kleiner, jünger, hilfloser, abhängiger, als man in Wirklichkeit ist.
5. Man hat eine (unbewusste) Loyalität anderen (nahestehenden) Menschen gegenüber, die (auch) nicht erfolgreich, gesund oder glücklich sein konnten, wollten oder durften bzw. ist loyal einem Wertesystem gegenüber, zu dem man (unbewusst) nicht illoyal werden will.

Falls eine der vorgeschlagenen Selbsthilfemethoden trotz mehrfacher Durchführung nicht oder nur geringfügig wirksam ist, sollte man zunächst versuchen, ob eine andere Methode besser geeignet ist, um die eigenen Ziele zu erreichen. Wenn Sie z. B. gegenüber positiven Formulierungen einen inneren Widerstand spüren, könnte die Methode der paradoxen Intention besser für Sie passen. Es ist aber auch möglich, dass eine der Lösungsblockaden Sie daran hindert, erfolgreich mit Selbsthilfemethoden zu arbeiten. Wenn dies der Fall ist, lohnt sich eine intensive Beschäftigung mit diesen Blockaden.

Selbstvorwürfe. Möglicherweise machen Sie sich Vorwürfe, dass Sie sich in der Vergangenheit auf Prüfungen, Vorträge oder andere schwierige Situationen nicht gründlicher vorbereitet haben, dass Sie falsche Entscheidungen getroffen haben oder sich Herausforderungen nicht gestellt haben.

Um diese Blockade aufzulösen, ist es hilfreich, zunächst die Selbstakzeptanz-Übung durchführen: »*Auch wenn ich mir (immer noch) vorwerfe, dass …, liebe und akzeptiere ich mich so, wie ich bin.*« Sie können auch eine der anderen Formulierungen verwenden, die im Abschnitt 5.3 als Selbstakzeptanz-Übung oder Übung zum Loslassen vorgeschlagen werden.

Bohne (2010 b, S. 48) schlägt nun einen Zwischenschritt vor: Fragen Sie sich, ob Sie damals nicht anders handeln *konnten* oder es damals nicht anders *wollten*. Wenn Sie feststellen, dass Sie sich damals nicht anders verhalten *konnten*, dann haben Sie mehr Verständnis für sich selbst in der damaligen Situation entwickelt.

Der dritte Schritt zur Auflösung der Blockierung besteht darin, den folgenden Satz zweimal laut auszusprechen und dabei den Zeigefingerpunkt zu klopfen:

»*Und jetzt verzeihe ich mir voll und ganz, da mir klar wird, dass ich nicht anders* konnte – *und dazu stehe ich jetzt!*« (Ebd., S. 48)

Auch wenn Sie feststellen, dass Sie damals nicht anders handeln *wollten*, z. B. weil Sie keine Lust hatten, sich intensiv mit einem langweiligen Prüfungsthema zu beschäftigen, macht es keinen Sinn, sich deshalb Vorwürfe zu machen. Sie sind jetzt klüger als damals und können aus früheren Fehlern lernen. Bohne (ebd., S. 49) schlägt für die Selbstverzeihübung den folgenden Satz vor:

»*Und jetzt verzeihe ich mir voll und ganz, da mir klar wird, dass ich zu diesem Zeitpunkt nicht anders* wollte – *und dazu stehe ich jetzt!*«

Wenn Sie sich Fehler, Dummheiten und falsche Entscheidungen verzeihen, verschwenden Sie Ihre Energie nicht mehr für Selbstvorwürfe, sondern verwenden sie für zielgerichtetes Handeln.

Vorwürfe gegen andere Personen. Es kann sein, dass Ärger über Ungerechtigkeiten oder über die fehlende Unterstützung anderer Personen Sie blockiert. Auch wenn die Vorwürfe gegenüber diesen Menschen berechtigt sind, bleiben Sie dadurch in einer Opferrolle stecken und sind nicht in der Lage, Ihre eigenen Ziele zu verfolgen.

Zur Auflösung dieser Blockierung schlägt Bohne (ebd., S. 51f.) ein Vorgehen in drei Schritten vor:

Selbstakzeptanz-Übung: *»Auch wenn ich … (immer noch) vorwerfe, dass …, liebe und akzeptiere ich mich so, wie ich bin.«*

Zwischenschritt: *Konnte* oder *wollte* die andere Person damals nicht anders handeln?

Verantwortung bei der anderen Person belassen: *»Auch wenn … nicht anders konnte/wollte, als mir dies anzutun, liebe und akzeptiere ich mich so, wie ich bin, und lasse die gesamte Verantwortung für dieses Verhalten, diese Verletzung bei ihm/ihr!«*

Wenn Sie den Wunsch haben, der anderen Person zu verzeihen, weil sie nicht anders handeln konnte, können Sie den folgenden Satz anschließen: *»Und jetzt verzeihe ich … aus ganzem Herzen, dass er/sie …, da mir jetzt klar wird, dass er/sie nicht anders konnte.«*

Der Ärger kann sich auch dagegen richten, dass Sie für eine Prüfung oder ein Referat etwas erarbeiten müssen, was Sie langweilig oder sinnlos finden. Wenn dieser Ärger Sie blockiert, ist es wichtig, noch einmal die eigene Motivation zu überprüfen (vgl. Abschnitt 4.1): Will ich mich wirklich dieser Leistungssituation stellen? Welche Vorteile bringt es mir? Welche Nachteile kann ich dadurch vermeiden? Oder überfordert mich diese Aufgabe und es ist besser, wenn ich die Herausforderung nicht annehme?

Wenn Sie sich dafür entscheiden, sich der Aufgabe zu stellen, dann kann es hilfreich sein, einen Satz wie den folgenden laut auszusprechen: *»Auch wenn ich vieles langweilig (sinnlos) finde, was ich für die Prüfung (das Referat) lernen muss, bin ich trotzdem entschlossen, es zu schaffen!«* Sie können diesen Satz mit einer kraftvollen Geste (z.B. Faust ballen) oder dem Beklopfen eines Akupunkturpunkts (vgl. Abb. auf Seite 88) koppeln.

Erwartungshaltungen anderen Menschen gegenüber. Wenn Sie (vergeblich) erwarten, dass eine andere Person Ihnen bei einer schwierigen Aufgabe hilft oder Sie unterstützt und ermutigt, machen Sie sich und Ihren Erfolg von dieser Person abhängig.

Ein hilfreicher Satz könnte in diesem Fall lauten: »*Auch wenn ich bisher diese Erwartung an … hatte und mich dadurch abhängig gemacht habe, lasse ich diese Erwartung jetzt mehr und mehr los.*« Oder fühlt es sich stimmiger an, wenn Sie sagen: »*… lasse ich diese Erwartung ganz und gar los.*« (vgl. Bohne, 2010 a, S. 55).

Altersregression. Menschen, die mit einer herausfordernden Situation konfrontiert ist, fühlen sich oft jünger, kleiner und hilfloser, als sie tatsächlich sind. Dieses Phänomen des inneren Schrumpfens wird auch als Altersregression bezeichnet.

Ein Selbstakzeptanzsatz bei Altersregression könnte nach Bohne (ebd., S. 56) lauten: »*Auch wenn sich ein Teil von mir immer wieder klein, hilflos und ausgeliefert in solchen Situationen fühlt, liebe und akzeptiere ich mich so, wie ich bin.*« Oft ist es hilfreich, sich bewusst zu machen, wie alt man wirklich ist und welche Fähigkeiten man hat: »*Ich bin erwachsen, ich bin … Jahre alt und ich beachte und würdige alle meine Kompetenzen und Fähigkeiten, die mir helfen, mit dieser schwierigen Situation erfolgreich umzugehen.*« Denken Sie auch daran, welche Probleme Sie in der Vergangenheit (vielleicht trotz Ihrer Ängste) erfolgreich bewältigen konnten.

Problematische Loyalitäten. Manche Menschen haben Hemmungen, erfolgreich und glücklich zu sein, weil die Eltern oder andere nahestehende Personen dies nicht waren. Sie werden durch die (nicht immer klar bewusste) Befürchtung blockiert, sie könnten sich dadurch von den Eltern oder der ganzen Familie entfremden (ebd., S. 56 f.).

Eine Selbstakzeptanz-Übung kann in diesen Fällen hilfreich sein: »*Auch wenn ich mir (noch nicht) erlaube, erfolgreich und glücklich zu sein, da ein Teil von mir das als Verrat an meinen Eltern erleben würde, liebe und akzeptiere ich mich so, wie ich bin.*« Daran kann sich ein Satz anschließen, der sinngemäß lautet: »*Ich lasse nun diese Befürchtungen los und erlaube mir mehr und mehr, erfolgreich und glücklich zu sein.*«

Alle diese Sätze zur Auflösung von Blockierungen sollten Sie nur als Anregungen betrachten. Verwenden Sie nur die Formulierungen, die Ihnen stimmig und überzeugend erscheinen. Einige unterschiedliche Formulierungen zur Selbstakzeptanz und zum Loslassen von belastenden Gefühlen werden im Abschnitt 5.3 vorgeschlagen.

5.9 Zusammenfassung

In diesem Kapitel wurde zunächst dargestellt, wie man Leistungsängste differenziert einschätzen kann. Sie beziehen sich auf zukünftige Situationen, beruhen aber oft auf negativen vergangenen Erfahrungen.

Anschließend wurden eine Reihe von Selbsthilfemethoden zur Verminderung von blockierenden Ängsten und zur Förderung von Selbstvertrauen und Zuversicht beschrieben und konkrete Übungen vorgeschlagen. Entspannungstechniken, Übungen zur Förderung der Selbstakzeptanz, Klopfmethoden zur Verminderung belastender Gefühle, Methoden zur Entwicklung und Stärkung konstruktiver Gedanken, die humoristische Methode der paradoxen Intention und Methoden zur Übung von angemessenem Verhalten können einzeln oder kombiniert verwendet werden, um in der Leistungssituation konzentriert und wirksam denken und handeln zu können.

Im letzten Abschnitt wurde besprochen, welche Lösungsblockaden den Erfolg dieser Methoden manchmal beeinträchtigen und wie man diese Blockaden auflösen kann.

6 Entwicklung einer Gesamtstrategie zum erfolgreichen Umgang mit Leistungssituationen

Die Abklärung der Motivation, die inhaltliche Vorbereitung auf verschiedenartige Leistungssituationen und die psychische Vorbereitung (Verminderung blockierender Gefühle, Stärkung konstruktiver Gedanken und Gefühle) wurden im vierten und fünften Kapitel dieses Buches behandelt. Nun möchte ich beschreiben, wie man eine *Gesamtstrategie* entwickeln kann, um erfolgreich mit herausfordernden Situationen umzugehen. Die inhaltliche Vorbereitung und der emotionale Zustand sind ja oft eng miteinander verknüpft. Daher ist es sinnvoll, inhaltliche und psychische Vorbereitung so zu kombinieren, dass man dann, wenn's drauf ankommt, leistungsfähig ist und sein Wissen und Können optimal abrufen kann.

In diesem Kapitel bespreche ich zusammenfassend die folgenden Punkte:

- Abklärung der Motivation für Leistungssituationen,
- Inhaltliche und psychische Vorbereitung,
- Auftreten in der Leistungssituation,
- Auswertung der Erfahrungen bei der Vorbereitung und in der Ernstsituation.

Dabei verweise ich auf die Abschnitte dieses Buches, in denen die entsprechenden Themen ausführlich behandelt werden.

6.1 Abklärung der Motivation und Entwicklung von Zielvorstellungen

Wenn man mit einer schwierigen Aufgabe konfrontiert ist oder sich selbst eine solche Aufgabe gestellt hat, ist es wichtig, die eigene Motivation und auch mögliche innere Widerstände abzuklären. Im Abschnitt 4.1 werden dazu einige Fragen gestellt. Die ehrliche Beantwortung dieser Fragen erleichtert die Entscheidung, ob man sich der Herausforderung stellen will oder ob man noch Bedenkzeit braucht. Manchmal können die Überlegungen auch zu dem Ergebnis führen, dass man sich einer Aufgabe vorläufig oder prinzipiell nicht stellen will, z. B. wenn man feststellt, dass ein Studium, eine Ausbildung oder ein Beruf nicht den eigenen Fähigkeiten und Interessen entspricht.

Wenn Sie sich dafür entschieden haben, die Herausforderung anzunehmen und sich der Leistungssituation zu stellen, dann ist es wichtig, eine *positiv-realistische Zielvorstellung* zu entwickeln. Sie unterscheidet sich von einer negativ formulierten Zielvorstellung (z. B. »Ich will mich nicht blamieren« oder »Ich will nicht so ängstlich sein«), aber auch von der perfektionistischen Vorstellung, alles hundertprozentig richtig zu machen. Vielmehr geht es darum, kompetent aufzutreten, aber auch auf mögliche Fehler und Schwierigkeiten vorbereitet zu sein, um damit gelassen umgehen zu können. Auch zu diesem Thema finden Sie einige Fragen im Abschnitt 4.1.

6.2 Vorbereitung auf Leistungssituationen

Für Prüfungen, Vorträge, Bewerbungsgespräche und andere Leistungssituationen ist meist eine sorgfältige Vorbereitung nötig. Das vierte Kapitel enthält eine Reihe von Anregungen für die Planung der Vorbereitungen und die Gestaltung der Arbeitsbedingungen. In manchen Fällen kann es auch sinnvoll sein, für die inhaltliche Vorbereitung zusätzlich spezielle Literatur (z. B. zu Lerntechniken oder Bewerbungen) durchzuarbeiten.

Falls Sie dies noch nicht gemacht haben, empfehle ich Ihnen, die für Ihre Aufgabe relevanten Abschnitte des vierten Kapitels zu lesen und zu überlegen, welche Vorschläge für Sie nützlich sind und wie Sie diese Anregungen umsetzen wollen. Im günstigsten Fall kommen Sie bei der Vorbereitung zufriedenstellend voran und arbeiten mit Interesse an Ihren Aufgaben.

Leider löst das Lernen für eine Prüfung oder die Vorbereitung für eine andere schwierige Aufgabe oft negative Gedanken und Gefühle wie Angst, Unlust oder Ärger aus. Manchmal führt dies zum Aufschieben der Arbeit, was kurzfristig zur Erleichterung, langfristig aber zu einem schlechten Gewissen und zu noch mehr Druck führt. Um nicht in einen Teufelskreis des Misserfolgs zu geraten oder aus ihm auszusteigen, können Sie die im fünften Kapitel beschriebenen Selbsthilfemethoden nutzen. Dazu möchte ich einige Hinweise geben:

Lassen Sie die negativen Gedanken, Gefühle und Körperempfindungen zu und überlegen Sie, was für Sie besonders belastend ist: Furcht vor Versagen in der zukünftigen Ernstsituation, Erinnerungen an vergangene Misserfolge oder die Befürchtung, bei der Vorbereitung überfordert zu sein (Abschnitt 5.1).

Bei starker Aufregung oder Anspannung ist es hilfreich, Entspannungsübungen durchzuführen, um wieder in einen Zustand zu kommen, der vernünftige Überlegungen und zielgerichtetes Handeln ermöglicht (Abschnitt 5.2).

Allerdings sind Entspannungstechniken nur kurzfristig wirksam, wenn man sich durch Selbstvorwürfe oder Katastrophengedanken wieder in Angst und Aufregung hineinsteigert. Selbstakzeptanzübungen und Übungen zum Loslassen blockierender Gefühle (Abschnitt 5.3) führen in Verbindung mit Klopfmethoden (Abschnitt 5.4) bei regelmäßiger Anwendung zur deutlichen Abschwächung oder Auflösung belastender emotionaler Reaktionen.

Wenn negative Gefühle schwächer werden oder sich auflösen, tauchen manchmal spontan hilfreiche Gedanken auf. Man kann aber auch konstruktive Gedanken zur Vorbereitung und zum Umgang mit schwierigen Situationen systematisch erarbeiten und stärken (Abschnitt 5.5).

Manchmal kann man sich vom Einfluss ängstigender oder entmutigender Gedanken besonders gut befreien, indem man sich durch starke Übertreibung und humoristische Formulierungen über sie lustig macht (Abschnitt 5.6).

Es gibt verschiedene Möglichkeiten, um sich durch Mentales Training, Übungen mit und ohne Zuschauer oder durch Rollenspiele auf die Ernstsituation vorzubereiten (Abschnitt 5.7). Wenn man angstauslösenden Situationen bisher ausgewichen ist, z. B. Gesprächen mit Autoritätspersonen oder der aktiven Beteiligung an Diskussionen, dann bieten diese Situationen hervorragende Trainingsmöglichkeiten, um die Selbsthilfemethoden anzuwenden und wichtige Erfahrungen zu sammeln.

Falls Sie feststellen, dass die Selbsthilfemethoden nicht oder nur wenig wirksam sind oder dass Sie starke innere Widerstände gegen die Arbeit an der aktuellen Aufgabe verspüren, dann sollten Sie untersuchen, ob es Lösungsblockaden gibt, die erfolgreiches Handeln verhindern (Abschnitt 5.8). In manchen Fällen gelingt es, diese inneren Widerstände eigenständig zu überwinden; manchmal ist aber auch die Unterstützung durch eine Beratung, ein Coaching, ein Training in einer Gruppe oder eine Psychotherapie nötig, um die Blockaden aufzulösen.

Im Allgemeinen ist es gut, die Vorbereitungen am Tag vor der Ernstsituation nachmittags abzuschließen. Zum Abschluss einer guten Vorbereitung gehört auch, alles zurechtzulegen, was man für die Leistungssituation braucht: passende Kleidung; erlaubte Hilfsmittel, Arbeitsmaterial und Verpflegung für schriftliche Prüfungen; Manuskript, technische Geräte und Wasser (möglichst ohne Kohlensäure) für Vorträge und Präsentationen.

Sofern die Zeit nicht gereicht hat, um sich auf alle Themen einer Prüfung oder alle Aspekte eines Referats gründlich vorzubereiten, ist es nicht sinnvoll, bis zur letzten Stunde vor der Prüfung oder dem Auftritt noch etwas Neues zu lernen. Dies führt eher zur Verwirrung. Günstiger ist es, mit einer akzeptierenden Haltung an die Aufgabe heranzugehen, z. B. mit der Einstellung: »Auch wenn ich nicht optimal vorbereitet bin, behandle ich mich freundlich und ermutigend und mache das Beste aus der Situation.«

6.3 Wenn es drauf ankommt: Die Leistungssituation

Die Vorbereitung ist abgeschlossen, Sie haben für die Prüfung, das Bewerbungsgespräch oder den Auftritt alles dabei, was Sie brauchen, und Sie sind rechtzeitig am richtigen Ort.

Schon in der Vorbereitungsphase haben Sie ein kurzes positives Motto oder einen Satz für die Ernstsituation formuliert, an den Sie jetzt denken. Vielleicht stehen auch inspirierende Sätze auf einer Karteikarte, einem Zettel oder dem Smartphone, die Sie noch einmal lesen wollen (vgl. Abschnitt 5.5).

Manche Personen haben den Wunsch, sich vor der Leistungssituation zurückzuziehen – man kann noch einmal an die frische Luft gehen, die Toilette aufsuchen, eine kurze Entspannungsübung machen oder an ein vergangenes Erfolgserlebnis denken. Andere bevorzugen es, sich in der Wartezeit abzulenken und zu unterhalten. Bei einem Kongress oder einer Teamsitzung kann man sich auf den Vorredner konzentrieren, bevor man selbst an die Reihe kommt.

In der Vorbereitungsphase ist es sinnvoll, an die zukünftigen Aufgaben zu denken oder sich mit vergangenen Fehlern und Erfolgen zu beschäftigen, um daraus zu lernen. In der Leistungssituation ist es dagegen wesentlich, dass Sie sich ganz auf die *Gegenwart*, auf die *aktuelle Aufgabe* konzentrieren. Es mag sein, dass ablenkende Gedanken gelegentlich auftauchen; lassen Sie diese Gedanken wieder los und lenken Sie die Aufmerksamkeit erneut auf die Aufgabe.

Bei mündlichen Prüfungen, Bewerbungsgesprächen oder Diskussionsbeiträgen nach einem Vortrag ist es wichtig, dem jeweiligen Gesprächspartner und seinen Fragen die volle Aufmerksamkeit zu schenken, bevor man antwortet. Bei Vorträgen pendelt die Aufmerksamkeit manchmal zwischen dem Thema und der Reaktion der Zuhörer.

Haben Sie die Befürchtung, trotz inhaltlicher und psychischer Vorbereitung könnten in der Ernstsituation Fehler, Konzentrationsstörungen oder Aufregung, verbunden mit körperlichen Symptomen, auftreten? Dann ist es wichtig, dass Sie auf diese möglichen Probleme vorbereitet sind (vgl. Abschnitt 3.2.3 und 5.5). In einer Prüfung könnten Sie z. B. sagen: »Entschuldigung, ich bin so aufgeregt. Könnten Sie die Frage noch einmal wiederholen?« Oder ein Referendar sagt in einer Lehrprobe zu den Schülern nach einer Ablenkung: »Wo waren wir gerade? Wer von euch hat aufgepasst und kann mir sagen, welchen Punkt wir zuletzt besprochen haben?« Fehler und Schwierigkeiten in herausfordernden Situationen sind keine Katastrophe, sondern etwas ganz Normales. Wenn Sie locker damit umgehen können, wirkt dies oft besonders sympathisch.

Vielleicht machen Sie aber auch in der Leistungssituation die faszinierende Erfahrung, dass Sie in einem Zustand gesteigerter Wachheit und geistiger Klarheit ganz auf Ihre Aufgabe und die gegenwärtige Situation konzentriert sind. Anfängliche Aufregung kann sich dann in eine inspirierende Anregung verwandeln. Dann gelingt es besonders gut, Prüfer, Arbeitgeber oder das Publikum zu beeindrucken und zu überzeugen.

6.4 Auswertung der Erfahrungen

In vielen Fällen ist man in der Schule, im Studium, in einer Ausbildung oder im Beruf wiederholt mit Prüfungssituationen konfrontiert oder man hat mehrfach die Aufgabe (und vielleicht auch den Wunsch), etwas vorzutragen oder öffentlich aufzutreten.

Daher ist es wichtig, die Erfahrungen auszuwerten, die Sie in der Leistungssituation gemacht haben. Lassen Sie sich immer dann, wenn dies möglich ist, Rückmeldungen über Ihren Auftritt geben. Nach Referaten, Präsentationen oder musikalischen Darbietungen können Sie Freunde, Bekannte oder Personen, denen Sie ein kompetentes Urteil zutrauen, um eine möglichst ehrliche und offene Antwort auf die folgenden Fragen bitten:

- Was ist gut gelungen?
- Was war schlecht oder ungünstig?
- Was könnte ich zukünftig besser machen?

Manchmal ist es aufschlussreich, wenn Sie sich nach einem Vortrag mit einem Zuhörer unterhalten, der Ihre Ausführungen kritisiert hat. Sie lernen dadurch Argumente gegen Ihren Standpunkt besser kennen. Dadurch können Sie entweder etwas lernen und ihre Sichtweise korrigieren oder bei späteren Reden zum gleichen Thema souveräner auf ähnliche Kritikpunkte eingehen.

Bei Prüfungen ist die Note, die erreichte Punktzahl oder das Urteil »bestanden« bzw. »nicht bestanden« eine Rückmeldung für Ihre Leistung. Wenn Sie eine nicht bestandene Prüfung wiederholen können, ist es besonders wichtig, dass Sie analysieren, weshalb Sie nicht erfolgreich waren. Falls Ihnen die Gründe dafür nicht klar sind, kann es nützlich sein, noch einmal das Gespräch mit dem Prüfer zu suchen.

Wenn Sie bei einem Bewerbungsgespräch keinen Erfolg haben, kann dies unterschiedliche Gründe haben. Auch wenn Sie einen positiven Eindruck von dem Gespräch und dem Arbeitgeber hatten, kann es sein, dass ein anderer Bewerber als noch besser geeignet eingeschätzt wird. Es ist auch möglich, dass ein anderer Bewerber wegen seines Geschlechts, seines Alters oder aufgrund persönlicher Bekanntschaft mit dem Arbeitgeber bevorzugt wurde und nicht wegen größerer Kompetenz. Bei der Analyse von nicht erfolgreichen Bewerbungsgesprächen sind Sie wahrscheinlich auf Ihre eigenen Eindrücke angewiesen. Sie können nicht erwarten, dass ein Arbeitgeber Ihnen ein ehrliches Feedback über die Gründe für eine Absage gibt.

Viele Menschen neigen nach Misserfolgen oder auch nach nicht ganz optimalen Leistungen dazu, sich Vorwürfe zu machen und sich abzuwerten. Hilfreicher ist eine nüchterne Analyse Ihrer Erfahrungen, zu der die folgende Übung Sie anregen möchte. Es kann nach negativen Erfahrungen auch sinnvoll sein, sich erneut mit den Übungen zur Förderung der Selbstakzeptanz (Abschnitt 5.3) und den Übungen zur Entwicklung konstruktiver Gedanken (Abschnitt 5.5) zu beschäftigen.

Übung: Auswertung der Erfahrungen bei der Vorbereitung und in der Leistungssituation

Um für zukünftige ähnliche Leistungssituationen gut gewappnet zu sein, ist es hilfreich, die Erfahrungen bei Erfolgen, Teilerfolgen oder Misserfolgen auszuwerten. Beantworten Sie die folgenden Fragen auf der Grundlage Ihrer eigenen Erfahrungen und der Rückmeldungen anderer Personen.

Was ist mir bei der Vorbereitung gut gelungen?

Was ist mir in der Leistungssituation gut gelungen?

Was war bei der Vorbereitung ungünstig und was ist mir nicht gelungen?

Was war in der Leistungssituation ungünstig und was ist mir nicht gelungen?

Was kann ich aus diesen Erfahrungen für die Vorbereitung ähnlicher Leistungssituationen lernen? Was will ich anders machen?

Was kann ich aus diesen Erfahrungen für mein Auftreten in der Leistungssituation lernen? Was will ich anders machen?

6.5 Schlussbemerkungen

Wirf deine Angst ab,
verlaß dich auf deine inneren Hilfsquellen,
vertraue dem Leben, und es wird dir's vergelten.
Du vermagst mehr als du denkst.
Ralph Waldo Emerson (1803–1882)

Dieses Zitat des amerikanischen Philosophen und Schriftstellers Ralph Waldo Emerson beschreibt sehr gut die Einstellung, die ich Ihnen für den Umgang mit Herausforderungen vermitteln möchte. Einige der beschriebenen Selbsthilfemethoden erleichtern es, Angst abzuwerfen, und andere stärken die inneren Hilfsquellen.

In diesem Buch war oft die Rede von der Bewältigung schwieriger Aufgaben und von Leistungssituationen. Ich hoffe aber, es ist deutlich geworden, dass ich nicht für eine einseitige Leistungsorientierung plädiere. Es ist höchst problematisch, wenn man seinen Selbstwert von den eigenen Leistungen abhängig macht. Vielmehr ist es sinnvoll, ein gutes Gleichgewicht zwischen Arbeit und Freizeit anzustreben. Auch wenn es zeitweise nötig ist, sich ganz auf eine anspruchsvolle Aufgabe zu konzentrieren, sollte man sich danach Erholung und genügend Zeit für soziale Kontakte und angenehme Aktivitäten gönnen.

Die beschriebenen Methoden zur Verminderung belastender Gefühle und zur Steigerung von Zuversicht und Selbstvertrauen helfen nicht nur, wirksamer mit Leistungssituationen umzugehen, sie können auch angewendet werden, um verschiedenartige emotionale Probleme zu vermindern und die Lebensqualität zu erhöhen (vgl. z. B. Bohne 2010b; Gallo & Vincenzi, 2010; Meichenbaum, 1991; Spitzer, 2017; Vlamynck, 2019).

Liebe Leserin, lieber Leser, ich hoffe, dieses Buch kann Ihnen einige Anregungen geben, um zuversichtlicher und gelassener an schwierige Aufgaben heranzugehen, die Ihnen von anderen gestellt wurden oder die Sie sich selbst gestellt haben. Ich wünsche Ihnen bei der Überwindung von Hindernissen auf dem Weg zu ihren persönlichen Zielen viel Erfolg!

Literatur

Beck, A. T. & Emery, G. (1981). *Kognitive Verhaltenstherapie bei Angst und Phobien. Eine Anleitung für Therapeuten.* Tübingen: dgvt.

Beck, J. S. (1999). *Praxis der Kognitiven Therapie.* Weinheim: Beltz.

Bohne, M. (2008). *Klopfen gegen Lampenfieber. Sicher vortragen, auftreten, präsentieren.* Reinbek: Rowohlt.

Bohne, M. (Hrsg.) (2010a). *Klopfen mit PEP. Prozessorientierte Energetische Psychologie in Therapie und Coaching.* Heidelberg: Carl-Auer.

Bohne, M. (2010b). *Bitte klopfen! Anleitung zur emotionalen Selbsthilfe.* Heidelberg: Carl-Auer.

Brenner, H. (2002a). *Autogenes Training. Der Weg zur inneren Ruhe.* Lengerich: Pabst.

Brenner, H. (2002b). *Progressives Entspannungstraining. Praxis der Tiefmuskelentspannung.* Lengerich: Pabst.

Eberspächer, H. (2004). *Gut sein, wenn's drauf ankommt. Die Psycho-Logik des Gelingens.* München: Hanser.

Einsle, F. & Hummel, K. V. (2015). *Kognitive Umstrukturierung.* Weinheim: Beltz.

Ellis, A. (1977). Fun as psychotherapy. In A. Ellis & R. Grieger (Eds.). *Handbook of Rational-Emotive Therapy* (S. 262–270). New York: Springer Publishing Company.

Ellis, A. & Harper, R. A. (1975). *A new guide to rational living.* Hollywood: Wilshire Book Company.

Ellis, A. & Joffe Ellis, D. (2012). *Rational-Emotive Verhaltenstherapie.* München: Reinhardt.

Eschenröder, C. T. (2005a). *Selbstsicher in die Prüfung. Wie man Prüfungsangst überwindet und sich effektiv auf Prüfungen vorbereitet.* München: CIP-Medien.

Eschenröder, C. T. (2005b). *Lebendiges Reden. Wie man Redeangst überwindet und Vorträge interessant gestaltet. Ein Selbsthilfeprogramm mit CD.* Würzburg: hemmer / wüst.

Eschenröder, C. T. (2012a). Einführung in das Gebiet der Energetischen Psychotherapie bzw. der Klopfmethoden. In C. T. Eschenröder & C. Wilhelm-Gößling (Hrsg.). *Energetische Psychotherapie – integrativ* (S. 23–45). Tübingen: dgvt.

Eschenröder, C. T. (2012b). Parallelen zwischen Energetischer Psychotherapie, Verhaltenstherapie und EMDR. In C. T. Eschenröder & C. Wilhelm-Gößling (Hrsg.). *Energetische Psychotherapie – integrativ* (S. 155–184). Tübingen: dgvt.

Eschenröder, C. T. (2014a). Wie wirksam sind Techniken der Energetischen Psychotherapie, die Exposition mit sensorischer Stimulierung verbinden? *Psychotherapeutenjournal, 13*, 152–160.

Eschenröder, C. T. (2014b). Humoristische Interventionen in der Rational-Emotiven Verhaltenstherapie. *Verhaltenstherapie und psychosoziale Praxis, 46*, 643–647.

Eschenröder, C. T. (2018). Angstreduktion und Traumabewältigung durch Klopfen. Imaginative Konfrontation mit sensorischer Stimulierung und kognitiver Umstrukturierung als wirksame Behandlungsmethode. *Verhaltenstherapie und psychosoziale Praxis, 50*, 669–684.

Eschenröder, C. T. (2019). *Streifzüge durch die Geschichte der Verhaltenstherapie.* Tübingen: dgvt.

Eschenröder, C. T. & Wilhelm-Gößling, C. (Hrsg.) (2012). *Energetische Psychotherapie – integrativ: Hintergründe, Praxis, Wirkhypothesen.* Tübingen: dgvt.

Eysenck, H. J. (1987). The role of heredity, environment, and »preparedness« in the genesis of neurosis. In H. J. Eysenck & I. Martin (Eds.). *Theoretical Foundations of Behavior Therapy* (S. 379–402). New York: Plenum.

Fehm, L. & Fydrich, T. (2011). *Prüfungsangst.* Göttingen: Hogrefe.

Frankl, V. E. (1985). *Der Mensch vor der Frage nach dem Sinn.* München: Piper.

Freiwald, A. & Hillis, K. (2018). Wege aus der Prüfungsangst. *Verhaltenstherapie und psychosoziale Praxis, 50*, S. 637–652.

Gallo, F. P. & Vincenzi H. (2010). *Gelöst – entlastet – befreit. Klopfakupressur bei emotionalem Stress.* Kirchzarten: VAK.

Grawe, K., Donati, R. & Bernauer, F. (1994). *Psychotherapie im Wandel. Von der Konfession zur Profession.* Göttingen: Hogrefe.

Heigl, P. (2010). *30 Minuten für gute Rhetorik.* Offenbach: GABAL.

Hesse, J. & Schrader, H. C. (2006). *Praxismappe für das überzeugende Vorstellungsgespräch.* Frankfurt am Main: Eichborn.

Jones, S. J., Thornton, J. A. & Andrews, A. B. (2011). Efficacy of Emotional Freedom Techniques (EFT) in reducing public speaking anxiety: A randomized controlled trial. *Energy Psychology: Theory, Research, and Treatment, 3 (1)*, 19–32.

Kaufmann, R. A. (2002). *Ängste, Phobien und andere unnötige Lasten. Energiefeld-Therapie als Anleitung zur Selbsthilfe.* Heidelberg: Asanger.

Knigge-Illner, H. (2010). *Prüfungsangst besiegen: Wie Sie Herausforderungen souverän meistern.* Frankfurt am Main: Campus.

Lukas, E. (1980). *Auch dein Leben hat Sinn. Logotherapeutische Wege zur Gesundung.* Freiburg: Herder.

Meichenbaum, D. (1972). Cognitive modification of test anxious students. *Journal of Consulting and Clinical Psychology, 39,* 370–380.

Meichenbaum, D. (1991). *Intervention bei Stress. Anwendung und Wirkung des Stressimpfungstrainings.* Bern: Huber.

Pfeiffer, A. (2018). Was ist dran am Klopfen? Eine Übersichtsarbeit. *Psychotherapeutenjournal, 17,* 236–243.

Prahl, H. W. (1979). *Prüfungsangst. Symptome, Formen, Ursachen.* Frankfurt a. M.: Fischer Taschenbuch.

Richter, U. (2017). Einsatz Rational Emotiver Imagination (REI) in der täglichen Beratungspraxis. Theoretische Überlegungen und praktische Beispiele. *Zeitschrift für Rational-Emotive & Kognitive Verhaltenstherapie, 28,* 47–72.

Schoninger, B. & Hartung, J. (2010). Changes on self-report measures of public speaking anxiety following treatment with Thought Field Therapy. *Energy Psychology: Theory, Research, and Treatment, 2 (1),* 13–26.

Schubert-Henning, S. (2007). *Toolbox – Lernkompetenz für erfolgreiches Studieren.* Bielefeld: UVW UniversitätsVerlagWebler.

Sezgin, N. & Özcan, B. (2009). The effect of Progressive Muscular Relaxation and Emotional Freedom Techniques on test anxiety in high school students: A randomized blind controlled trial. *Energy Psychology: Theory, Research, and Treatment, 1 (1),* 23–29.

Spitzer, N. (2016). *Perfektionismus und seine vielfältigen psychischen Folgen. Ein Leitfaden für Psychotherapie und Beratung.* Berlin: Springer.

Spitzer, N. (2017). *Perfektionismus überwinden. Müßiggang statt Selbstoptimierung.* Berlin: Springer.

Spitzer, N. (2018). Perfektionismus therapeutisch verändern und die *Dritte Welle* der Verhaltenstherapie – eine interessante Liaison? *Verhaltenstherapie und psychosoziale Praxis, 50,* 655–667.

Titze, M. & Eschenröder, C. T. (1998). *Therapeutischer Humor. Grundlagen und Anwendungen.* Frankfurt a. M.: Fischer Taschenbuch.

Trenkle, B. (2004). *Das Aha!-Handbuch der Aphorismen und Sprüche für Therapie, Beratung und Hängematte.* Heidelberg: Carl-Auer-Systeme.

Vlamynck, A. (2019). *Klopfen für die Selbstwertstärkung. Wie Energetische Psychologie hilft.* Stuttgart: Klett-Cotta.
Wilken, B. (2915). *Methoden der Kognitiven Umstrukturierung. Ein Leitfaden für die psychotherapeutische Praxis.* Stuttgart: Kohlhammer.
Wolpe, J. (1972). *Praxis der Verhaltenstherapie.* Bern: Huber.

www.klett-cotta.de/fachratgeber

Angelika Rohwetter

Nur Mut!

Vom Umgang mit Ängsten

176 Seiten, broschiert. ISBN 978-3-608-86125-9

Gleich, worauf sich die Ängste richten: Betroffene können selbst einen besseren Umgang mit Gefühlen der Panik, der sozialen oder phobischen Angst erreichen. Das Buch zeigt mit vielen Übungen, wie Auslösern und Hintergründen auf die Spur zu kommen ist und wie man wirksam gegensteuert.

Von der Angst zum Mut ist es kein leichter Weg. Es braucht Phantasie, Kreativität und Klugheit. Ein neuer Ansatz dieses Selbsthilfebuches ist: Die Angst soll nicht im Mittelpunkt stehen. Die Angst vor der Angst kann verschwinden, wenn wir neue gedankliche Wege gehen. Auf diesem Weg unterstützt das Buch alle, die von diversen Ängsten geplagt sind und häufig mit »wandernden« Ängsten umgehen müssen. Was wir selbst tun können, um uns von den einschränkenden unangenehmen Gefühlen befreien zu können, zeigt die erfahrene Psychotherapeutin Angelika Rohwetter an zahlreichen Beispielen.

Fach-
ratgeber
Klett-Cotta